Friedrich Butzbach

Hand & Fuß – Quellen der Heilung

vianova
Verlag Via Nova

Friedrich Butzbach

Hand & Fuß

Quellen der Heilung

Eine völlig neuartige Reflexzonen-Massage

vianova
Verlag Via Nova

10. Auflage 2024

Verlag Via Nova, Alte Landstr. 12, 36100 Petersberg

Telefon: (06 61) 6 29 73

Fax: (06 61) 96 79 560

E-Mail: info@verlag-vianova.de

Internet: www.verlag-vianova.de

Umschlaggestaltung: Guter Punkt, München

Satz: Sebastian Carl, Amerang

Druck und Verarbeitung: Appel und Klinger, 96277 Schneckenlohe

ISBN 978-3-86616-456-7

Für meine Tochter Edeltraud

Dank an meine Frau
für ihre Geduld, ihr Verständnis
und ihre wohlwollende Kritik,
mit der sie meine Arbeit begleitet hat.

Inhalt

Schreibt ein Professor seine Erkenntnisse und Erfahrungen nieder,
bezeichnete man das als wissenschaftliche Arbeit.
Bei einem Laien nennt man die gleiche Tätigkeit Hobby.
So entstand dieses Buch.

Vorwort

Ich kam durch meine Tochter zur Reflexzonenmassage. Sie ist durch eine nicht diagnostizierte Hirnhautentzündung, die als eine Lungenentzündung diagnostiziert wurde, geistig im Vorschulalter stehen geblieben.

Ärztliche und homöopathische Untersuchungen und Behandlungen erbrachten keine oder kaum erkennbare Verbesserungen ihres Zustandes, bis sie mit sechsundzwanzig Jahren zur Fußreflexzonenmassage kam. Nach den ersten Massagen stellten meine Frau und ich kleine positive Veränderungen in ihrem Verhalten fest, die bei uns große Erleichterung auslösten.

Um ihr Verhalten vorteilhaft zu beeinflussen, entstand in mir der Wunsch, diese Art der Behandlung selbst zu erlernen.

Zuerst massierte ich nur in meiner Familie, dann Nachbarn, und im Laufe der Zeit kamen immer häufiger fremde Menschen zu mir, um sich von mir behandeln zu lassen.

Durch intensive Beobachtung und Reflexion dieser Art der Behandlung sammelte ich über Jahre hinweg Erfahrung und entdeckte dabei bis dahin unbekannte Reflexpunkte am Fuß. So entwickelte ich allmählich eine neuartige Massage, die sich wesentlich von der traditionellen Fußreflexzonenmassage unterscheidet und nahezu keine Gemeinsamkeiten mehr mit ihr hat.

Vorwort zur zweiten Auflage

Dieses Buch mit meinen neuen Erkenntnissen, Erfahrungen und Fallbeispielen wendet sich an alle, die an Fußreflexzonenmassage interessiert sind. Auch wenn vielleicht manche Reflexologen verschiedene Behandlungsformen kennen, so wurden diese bisher in der Reflexologie kaum bzw. nur unzureichend beschrieben.

Das Buch eignet sich sowohl zur Behandlung von Krankheiten und Beschwerden als auch zur Beschäftigung, Auseinandersetzung und Reflexion mit den Methoden und Erfahrungen mit der Fußreflexzonenmassage.

Vergleichen Sie und arbeiten Sie nach Ihren eigenen Vorstellungen! Tauschen Sie sich aus, und beurteilen Sie das Erlernte vor dem Hintergrund Ihrer eigenen Erfahrungen und den neuen Erkenntnissen und Fallbeispielen, in diesem Buch.

Bei der täglichen Anwendung der Massage entwickelte ich eine Technik, die sich entscheidend von dem unterschied, was man mich gelehrt hatte, nämlich mit der ganzen Kraft des Daumens zu massieren.

Ich machte die Erfahrung, dass schon der leichteste Hautkontakt intensive Energie freisetzt, die tief in die seelische und nervliche Ebene eindringt. Sie hilft, Probleme und Blockaden zu verarbeiten, die in unserem Unbewussten unverarbeitet gespeichert sind und uns seit der Geburt belasten. Somit können wir sie reflektieren, verarbeiten und abbauen.

Ich wünsche Ihnen – ob Leser oder Anwender der Fußreflexzonenmassage –, dass Ihnen dieses Buch bei Ihrer Arbeit viele wertvolle Techniken und Anregungen gibt.

55585 Niederhausen im Juni 2008
Friedrich Butzbach

Einleitung

Als ich vor circa dreißig Jahren mit der Fußreflexzonenmassage begann, hatte ich vieles noch nicht verstanden und konnte es deswegen auch nicht erklären oder glauben. Ich hegte gegenüber meiner Arbeit lange Zeit ein gewisses Maß an Misstrauen, besonders dann, wenn meine Massagen nicht sofort zu erfolgreichen Veränderungen führten. Durch diese Zweifel wurde ich zu einem Suchenden.

Dabei gewann der Gedanke immer mehr Raum, dass sich unser Leben im Kopf abspielt, dass es von unserem Gehirn gesteuert ist. Also müsste sich auch in den Hirnreflexen der großen Zehen all das wiederholen, was an Reflexen in den Füßen vorhanden ist, wobei der Wissenschaft die Reflexe auf der Hirnrinde oder der Hirnhaut bekannt sind. Ähnlich den „Headschen Zonen", die sich über den gesamten Körperbereich ausdehnen und sich – um ein Vielfaches verkleinert – wieder in den Füßen als Fußreflexe zeigen. Also begann ich zu experimentieren, zu suchen und zu forschen.

Im Lauf von circa zwölf Jahren haben sich meine Vermutungen immer mehr bestätigt. Ich fand etwa fünfzig Reflexpunkte an den großen Zehen, deren Anordnungen den Anordnungen der Organe entsprechen, ähnlich wie bei einem Embryo. Die Reaktionen im Körper, die von den großen Zehen ausgelöst werden, sind intensiver und schneller und betreffen immer nur gestörtes Gewebe. Gesundes Gewebe reagiert bei einer solchen Behandlung nicht. Und diese Beobachtung führte zu einer weiteren Erkenntnis:

Wenn sich die Reflexe in der großen Zehe zeigen – wobei der Hirnreflex die Hälfte der Fläche der großen Zehe ausmacht, während sich die Reflexpunkte des Körpers auf der unteren Hälfte der Zehenfläche befinden –, dann ist es möglich, dass sich diese Verkleinerung auch in der oberen Hälfte der großen Zehen wiederholt. Auch diese Überlegung sollte sich bestätigen:

Auf den Zehenkuppen der großen Zehen, im Reflexbereich des Großhirns, befindet sich auf wenigen Quadratmillimetern, in einer Größe von etwa vier bis fünf Stecknadelköpfen, ein Reflexbereich, der den gesamten Körper abdeckt. Dieser wird durch den Daumen oder Zeigefinger auf sanfteste Weise kreisend massiert. Gestörtes oder erkranktes Gewebe reagiert meist schon nach wenigen Sekunden mit einem Wärmegefühl, ebenso kann sich die Störung verändern oder verringern. Die Wärme, die oft den gesamten Körper durchzieht, führt zu einer totalen Entspannung, sodass der Massierte in einen erholsamen Tiefschlaf fallen kann. Dabei können traumhaft Gedanken aus dem Unterbewusstsein in das Bewusstsein dringen, die sich über das ganze Leben hinweg unverarbeitet, aber für den Körper spürbar und unreflektiert belastend, dort angehäuft haben.

Die vordringlichste Aufgabe ist dann, die Ursache einer Erkrankung anzugehen, gleichzeitig jedoch die Symptome zu behandeln. Dies ist mit der von mir entwickelten Fußreflexzonenmassage möglich, wobei die Ursache nicht erkannt oder gesucht werden muss. Da diese Behandlung den gesamten Körper einschließt, wird damit unbewusst auch immer die Durchblutung mit angeregt.

Begriffsklärung

Der Begriff „Reflex" kommt aus dem Lateinischen und bedeutet „Widerschein". Beim Menschen bzw. bei Lebewesen allgemein bezeichnet man mit dem Begriff *Reflex* eine mit oder ohne eigenen Willen oder Bewusstsein ausgelöste Reaktion auf einen Reiz. In diesem Sinne spricht man in Bezug auf die verschiedenen Körperpartien von *Reflexzonen.*

Solche Reflexzonen befinden sich besonders stark ausgeprägt an und in unseren Füßen, über die wir die Durchblutung im Körper, die Gesundheit im Allgemeinen und die Lebensenergie anregen. Von den Möglichkeiten, die uns die Reflexzonen bieten, und über ihre Wirkungsweise ist uns noch vieles unbekannt.

Die Reflexzonenmassage – am Fuß ausgeführt – wurde schon mehrfach beschrieben und basiert in erster Linie auf den Erkenntnissen und Beschreibungen des amerikanischen Arztes *Dr. William H. Fitzgerald.*

In Europa stehen wir mit unseren Erfahrungen und Erkenntnissen noch immer ganz am Anfang, im Gegensatz zu den asiatischen Masseuren, die auf einen Erfahrungszeitraum von über fünftausend Jahren aufbauen können. Deshalb ist es wichtig, dass unsere Erfahrungen und Erkenntnisse aufgezeichnet und weitergegeben werden.

Es wäre ein großer Fortschritt, wenn sich in unserem Gesundheitswesen die Überzeugung manifestieren würde, dass Reflexzonenmassage von Laien ausgeübt werden kann, wie dies in asiatischen Ländern geschieht.

Prädestiniert dafür sind Rentner, Hausfrauen, deren Kinder nicht mehr der Aufsichtspflicht unterliegen, und Menschen mit einer Behinderung. Ich denke dabei besonders an Menschen, die auf einen Rollstuhl angewiesen sind. Ihnen würden die damit verbundenen Kontakte und Gespräche mit anderen Menschen, die ebenfalls gesundheitlich belastet sind, bei Erfolgserlebnissen ein Stück weit Lebensqualität zurückgeben, und sie müssten nicht mehr so stark das Gefühl haben, am Rande der Gesellschaft zu stehen.

Diese drei Gruppen sind für ihren Lebensunterhalt nicht unbedingt auf finanziellen Gewinn mit Fußreflexmassagen angewiesen.

Wenn Masseure, Fußpfleger, Heilpraktiker oder Krankenpfleger für jede Massage circa eine Stunde pro Patient aufwenden, was in etwa angemessen ist, wird die Fußreflexzonenmassage für viele Menschen unerschwinglich. Wird die Zeit einer solchen Behandlung aber auf zwanzig bis dreißig Minuten reduziert, regt sie nicht die erwünschte intensivere Durchblutung an, und damit ist die Reflexzonenmassage auch nicht erfolgreich.

Die Zone des Kopfes bzw. die der einzelnen Gehirnteile sind für mich die interessantesten Reflexbereiche am Fuß. Als ich die Reflexzonenmassage erlernte, war ich von dem Gedanken fasziniert, dass im Bereich der großen Zehe die Reflexbereiche des Gehirns dargestellt werden. Also müssten dort auch alle Organe und Gewebe des Körpers widergespiegelt werden.

Jahrelanges Arbeiten und Forschen haben meine Vermutungen bestätigt. So konnte ich die ersten Erkenntnisse erweitern und ihre Wirksamkeit ausbauen, wobei immer deutlicher wurde, dass ich damit eine neue Art der Reflexzonenmassage gefunden hatte.

Meine Methode aktiviert den Körper weit intensiver als die herkömmliche Reflexzonenmassage, die Entspannung ist tiefer und bringt damit Energien in uns stärker und schneller zum Fließen, die durch Schock, Erregung und Erlebnisse, durch Zerrungen und Verspannungen im Knochengerüst und Muskelbereich oder anderswo ausgelöst worden sind. Sie stärkt somit Körper, Geist und

Seele, weckt die körpereigenen Abwehrkräfte und fördert auf diese Weise die Gesundheit.

Was bei meiner Methode neu und ergänzend zur traditionellen Reflexzonenmassage hinzukommt, ist die Aufschlüsselung der Reflexzonen der großen Zehen. In den großen Zehen wiederholt sich alles, was sich in den Reflexen der Füße befindet.

Die einzelnen Körperteile stehen jedoch in ganz anderen Größenverhältnissen zueinander. Der Kopfbereich benötigt dabei für sich einen ebenso großen Raum wie die Brust- und Leibzone mit allen Organen zusammen. Die einzelnen Organe haben nur die Größe von Punkten, die Hand- und Fußbereiche erscheinen um ein Vielfaches größer als die Bereiche der Arme und Beine.

Das Wichtigste in den großen Zehen ist jedoch die Anordnung der Organe. Sie ist im Gegensatz zum Körper und der Reflexzone am Fuß völlig anders. Auch die Art der Massage ist vollkommen verschieden. Bei ihr muss neben der Massage der großen Zehen der Reflexbereich des Solarplexus mit einbezogen werden, wobei die Massage an der großen Zehe mit leichtester Berührung ausgeführt werden muss. Und sie muss vor allem punktgenau sein.

Die Reflexzonen und die Massagen sind im Folgenden exakt beschrieben und erklärt.

Die Fußreflexzonen

nach Dr. William Fitzgerald

Rechter Fuß

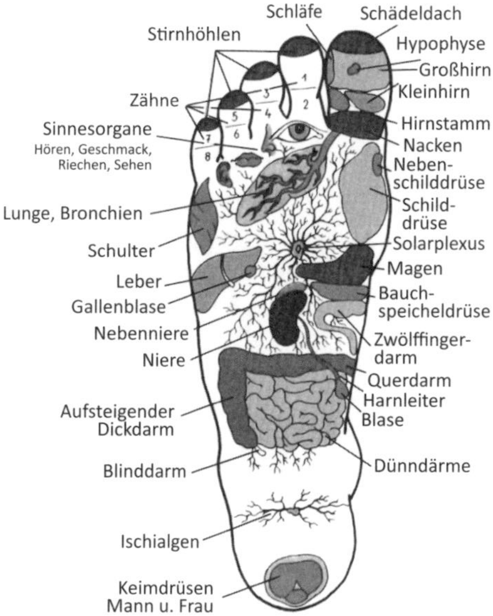

Linker Fuß

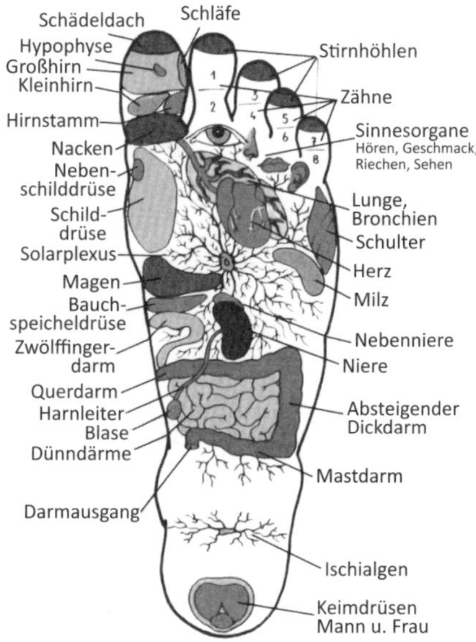

Fußinnenseite

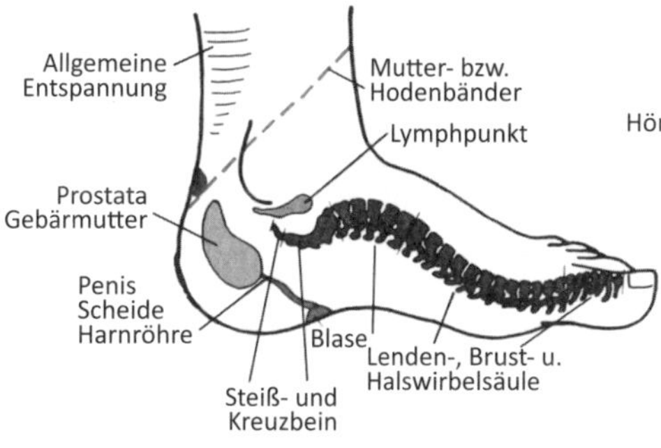

Fußaußenseite

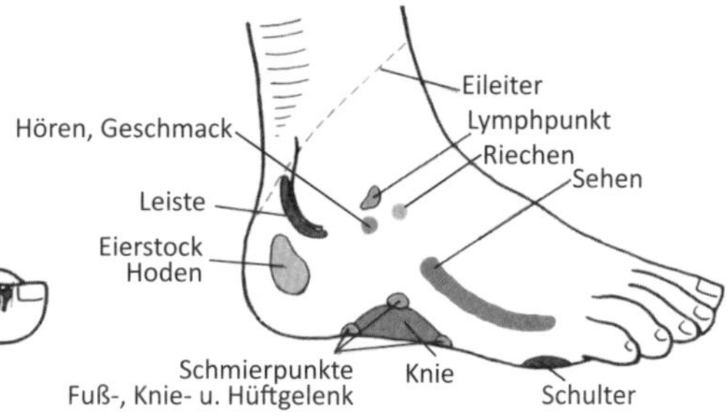

Rechter Fußrücken

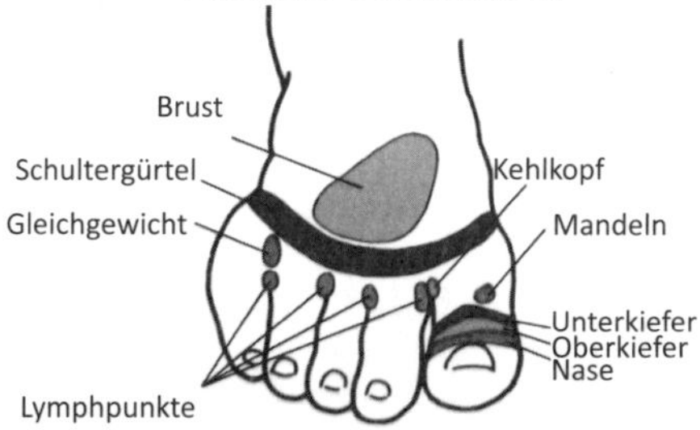

Linker Fußrücken

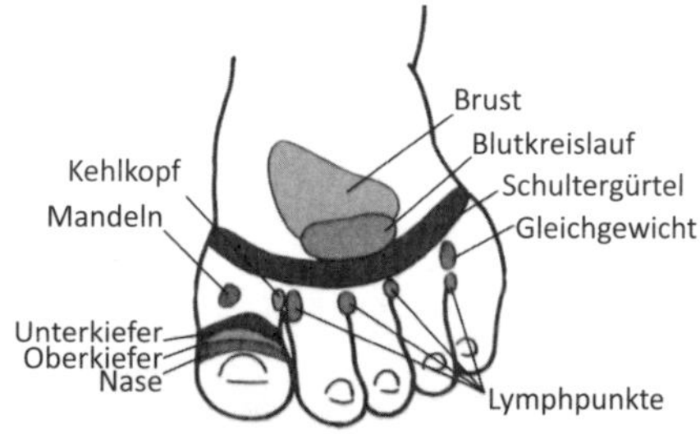

Große Zehe

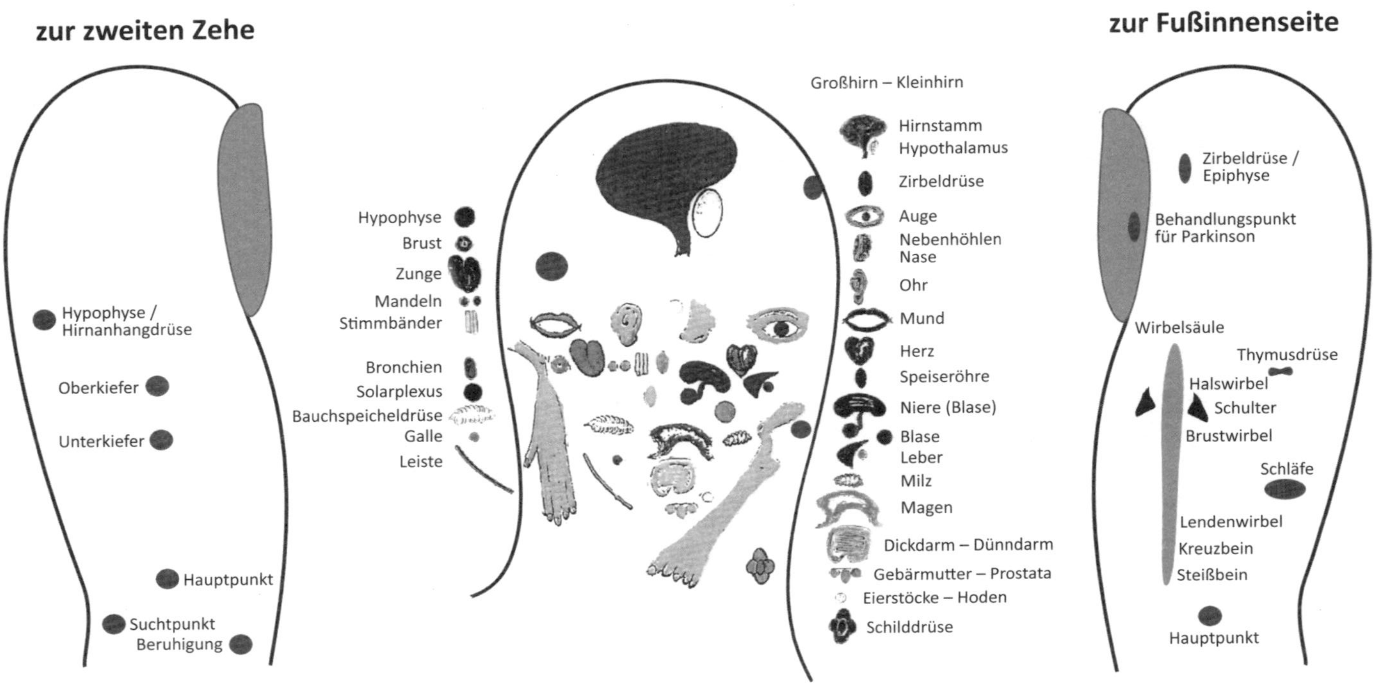
zur zweiten Zehe
Hypophyse /
Hirnanhangdrüse
Oberkiefer
Unterkiefer
Hauptpunkt
Suchtpunkt
Beruhigung
Hypophyse
Brust
Zunge
Mandeln
Stimmbänder
Bronchien
Solarplexus
Bauchspeicheldrüse
Galle
Leiste
Großhirn – Kleinhirn
Hirnstamm
Hypothalamus
Zirbeldrüse
Auge
Nebenhöhlen
Nase
Ohr
Mund
Herz
Speiseröhre
Niere (Blase)
Blase
Leber
Milz
Magen
Dickdarm – Dünndarm
Gebärmutter – Prostata
Eierstöcke – Hoden
Schilddrüse
zur Fußinnenseite
Zirbeldrüse /
Epiphyse
Behandlungspunkt
für Parkinson
Wirbelsäule
Thymusdrüse
Halswirbel
Schulter
Brustwirbel
Schläfe
Lendenwirbel
Kreuzbein
Steißbein
Hauptpunkt

Hand-Reflexzonen

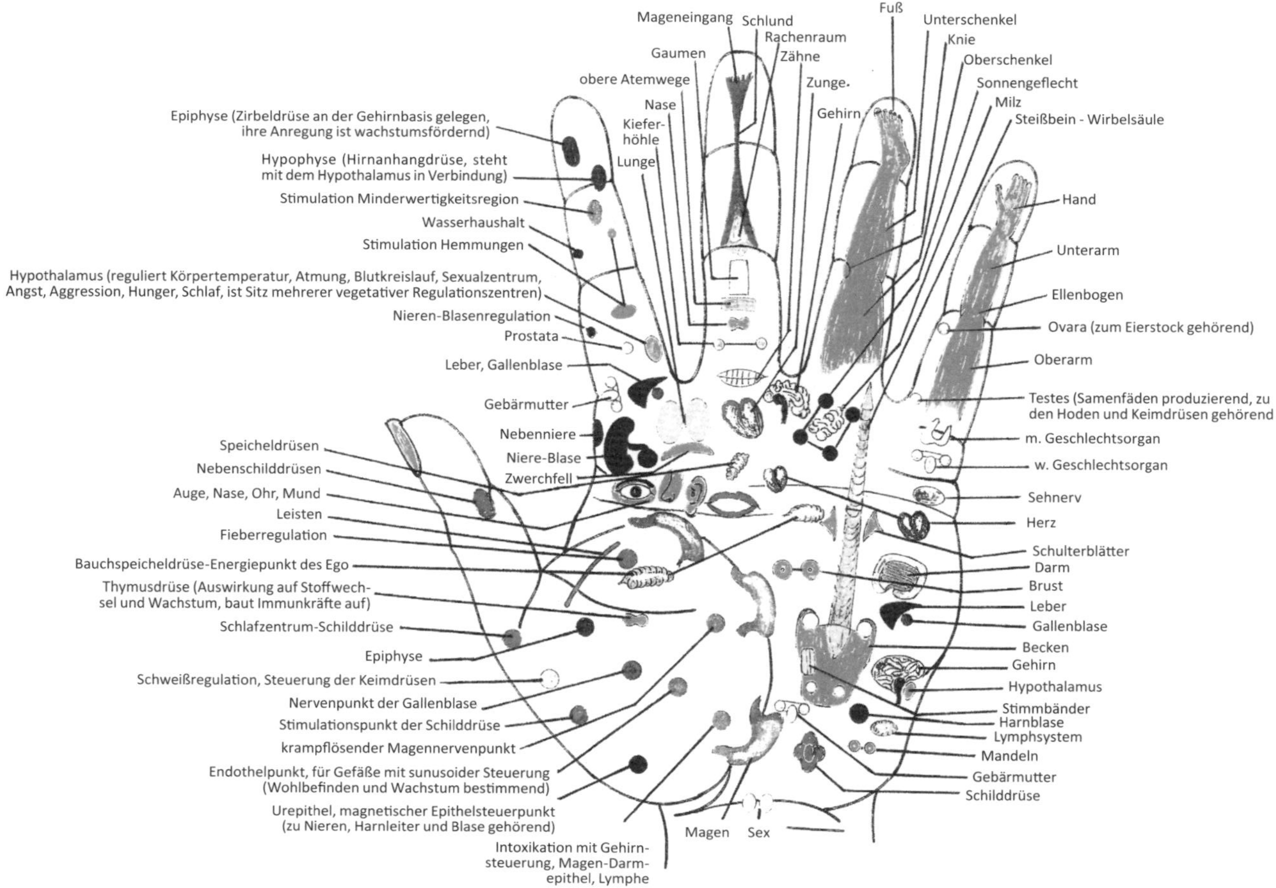

Die Wirbelsäule und ihre Verbindungen zu den Geweben, Drüsen, Organen

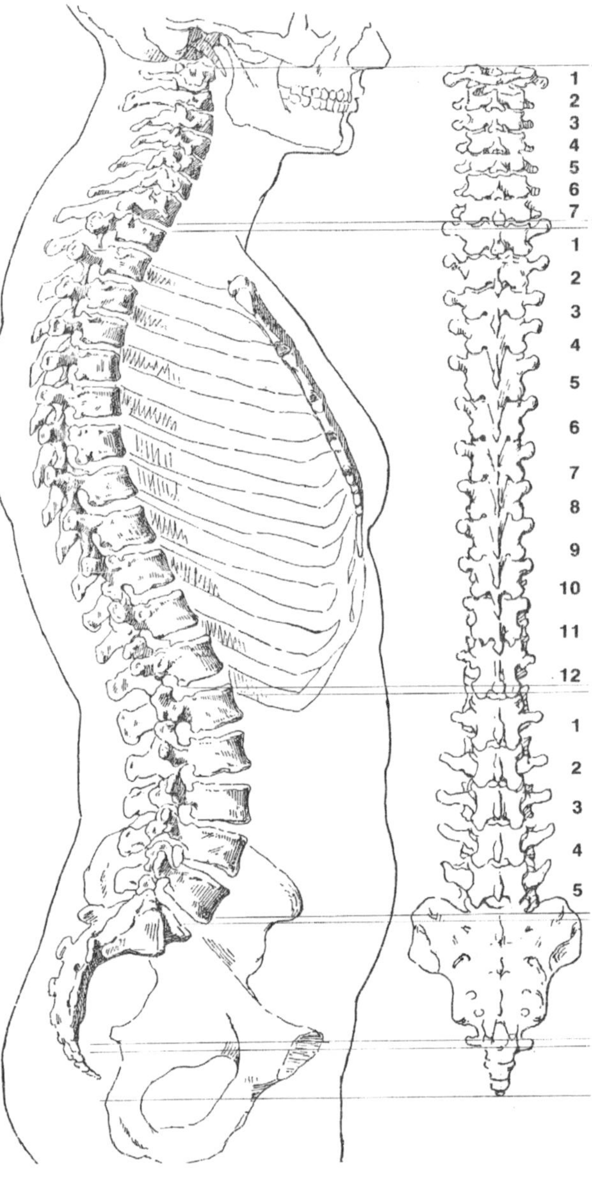

Halswirbel:

1 Schädel, Gesicht, Blutzufuhr, Kopf, Gehirn, Ohren, Sympathikus
2 Gesichtshöhlen, Augen, Stirn, Zunge, Seh
3 Wangen, Zähne, Ohren, Gesichtsknochen
4 Mund, Lippen, Nase, Ohrtrompete
5 Stimmbänder, Rachenhöhle, Halsdrüsen
6 Halsmuskeln, Mandeln, Schulter
7 Schulterschleimbeutel, Ellenbogen, Schil drüsen

Brustwirbel:

1 Unterarm und Hand, Luftröhre, Speiseröhre
2 Herzklappen, Herzkranzgefäße
3 Brustkorb, Lungen, Brüste, Bronchien
4 Gallenblase und Gallengänge
5 Leber, Blut, Sonnengeflecht
6 Magen
7 Zwölffingerdarm, Bauchspeicheldrüse
8 Milz, Zwerchfell
9 Nebennieren
10 Nieren
11 Harnröhren und Nieren
12 Dünndarm, Eileiter, Blutkreislauf

Lendenwirbel:

1 Dickdarm
2 Bauch, Appendix, Oberschenkel, Blinddarm
3 Geschlechtsorgane, Blase, Knie
4 Ischias-Nerv, untere Rückenmuskeln, Prostata
5 Bein, Fußknöchel, Fuß, Hüfte, Gesäß, Mastdarm, After

Kreuzbein

Steißbein

Praxis der Fußreflexzonenmassage

Fußreflexzonenmassage beginnt immer am rechten Fuß mit dem Drehen des Fußgelenkes. Dabei legt man die Ferse in die leicht gewölbte linke Hand, greift mit der rechten Hand den Fuß im Zehenbereich und dreht den Fuß drei- bis viermal nach rechts und dann nach links.

Das Fußgelenk steht mit der Hüfte in enger Verbindung, sodass sich beim Drehen des Fußgelenks Beschwerden der Hüfte zeigen. Wenn das Fußgelenk sich nur schwerfällig bewegen lässt, weist dies gleichzeitig auf eine Steifheit der Hüfte hin. Blockaden in der Hüfte machen sich im Fußgelenk mit eckigen, ruckartigen Bewegungen bemerkbar.

Danach erfasst man mit den Fingern der linken Hand die große Zehe an ihrem Grundgelenk und dreht sie leicht mit der rechten Hand . Dabei lassen sich Blockaden im Bereich der Halswirbelsäule erkennen. Zur Lockerung bewegt man dann die anderen vier Zehen auf die gleiche Weise.

Nun massiert man immer zuerst den Reflexbereich der Nieren, des Harnleiters und der Blase. Fußreflexzonenmassage ist eine Ganzheitstherapie, die die Durchblutung im gesamten Körper anregt. Dadurch arbeiten die Organe intensiver, und es werden vermehrt Ablagerungen abgebaut, die vom Blut aufgenommen und von den Nieren ausgefiltert werden. Deswegen sollten zunächst immer die Nieren als Filter des Blutes, danach die Harnröhre als Ableitung und die Blase als Behältnis für die ausgefilterten Flüssigkeiten aktiviert werden.

Im Anschluss daran ist die Reihenfolge der Massage nicht mehr so wichtig. Es sollte nur darauf geachtet werden, dass immer alle Reflexbereiche am Fuß massiert werden. Anfängern empfehle ich, sich an den Reflexzonentafeln zu orientieren und immer mit den Zehen zu beginnen. Erst danach werden die Bereiche der Augen-, Nase-, Mund-, und Ohrreflexe, der Reflex der Schilddrüse mit der Nebenschilddrüse, dann der darunter liegende Magen-, Zwölffingerdarm- und Bauchspeicheldrüsenreflex massiert. Und im Anschluss daran werden die Reflexe der Bronchien, der Lunge und der unter der kleinen Zehe liegende Schulterreflex massiert.

Am linken Fuß kommt zum Lungenreflex der Reflex des Herzens hinzu sowie unter dem Schulterreflex der Reflex der Milz. Am rechten Fuß befindet sich der unter dem Schulterreflex liegende Reflex der Leber und Galle und der sich auf gleicher Höhe in der Mitte des Fußes befindende Reflex des Solarplexus. Danach streicht man noch einmal über die Bereiche der Nieren, Harnleiter und der Blase und danach über den Reflexbereich des aufsteigenden Dickdarms und des Querdarms.

Am linken Fuß befindet sich auf der gleichen Höhe die Fortsetzung des Querdarms mit dem absteigenden Dickdarm und dem sich daran anschließenden Mastdarm mit dem Hämorrhoidenbereich. Danach massiert man den Reflexbereich des Dünndarms. Die Darmreflexe sollten immer im Uhrzeigersinn dem Darmverlauf folgend rechts drehend massiert werden. Danach bearbeitet man vor dem Fersenbein den Ischiasreflex und den Reflex der Keimdrüse.

Und im Anschluss daran werden der Innenfuß um den Fußgelenkknochen herum massiert und die Reflexbereiche der Lymphe, die dem unteren Körperbereich zugeordnet sind. Nun folgen die Bereiche unter dem Fußgelenk. Dies sind beim Mann Prostata- und Penisreflex, bei der Frau entsprechen sie dem Gebärmutter- und Scheidenreflex. Daraufhin bearbeiten wir die Reflexbereiche der Wirbelsäule.

Diese Massage beginnt im Reflexbereich des Steißbeins, es folgen die Bereiche des Kreuzbein-, Lendenwirbel-, Brustwirbel-, und Halswirbelreflexes.

Der Steißbeinreflex beginnt unterhalb des stark hervortretenden Gelenkknochens und zieht sich zwischen diesem und dem Mittelfußknochen entlang, wo sich der Reflexbereich des Kreuzbeins befindet. Um den Mittelfußknochen herum bis zum langgestreckten Zehenknochen liegt der Reflexbereich der Lendenwirbel. Am langgestreckten Zehenknochen bis zu dem zweiten Zehenglied befinden sich die Brustwirbelreflexe, die Halswirbelreflexe liegen auf dem zweiten Zehenknochen zur großen Zehe hin.

Jetzt wechseln wir zur Fußaußenseite. Auch dort beginnen wir mit der Massage der Lymphbereiche um den Gelenkknochen des Fußgelenks herum. Danach massieren wir unter dem Gelenkknochen des Fußgelenks den Reflexbereich, der beim Mann den Hoden, bei Frauen dem Eierstock zugeordnet ist. Dann folgt die Fußaußenkante der Reflexbereiche von Hüfte, Knie und Fuß.

In diesen Reflexbereichen befinden sich auch die Drüsenreflexe, die für die Bildung der Gelenkschmiere zuständig sind. Es folgt die Massage des Schulterreflexes unter der kleinen Zehe und über den Fußrücken hinweg die Massage des Schultergürtelsreflexes sowie die Reflexe der Lymphe am Zehengrund. Hier aktivieren wir bei den beiden kleinen Zehen den Reflex des Gleichgewichts und bei der großen Zehe den des Kehlkopfs. Auf dem Fußrücken befindet sich der Reflexbereich der Brust sowie auf der großen Zehe die Reflexbereiche der Mandeln, des Ober- und Unterkiefers und der Nase. Diesen Ablauf sollte man unbedingt einhalten.

Voraussetzungen

Die Reflexzonen des rechten Fußes entsprechen dem Aufbau von Gewebe und Skelett unserer rechten Körperseite, während die Reflexzonen des linken Fußes dem Aufbau der linken Körperseite entsprechen.

Zum Abschluss jeder Fußreflexzonenmassage werden immer beide Füße gehalten. Dabei befinden sich die Daumen des Masseurs im Bereich des Solarplexus, während die Finger auf dem Fußrücken des Patienten liegen. Damit erreicht man einen Ausgleich der statischen Aufladung beider Körper, die sich oft während der Massage bildet.

Viele Reflexologen üben starken bis sehr starken Druck bei der Massage aus, sodass es zu unangenehmen, manchmal sogar starken Schmerzen im Fuß beim Massierten kommt. Ich bin von starkem Druck nicht überzeugt. Eine Fußreflexzonenmassage sollte angenehm und entspannend sein, was bei starken Schmerzen ja nicht möglich ist.

Da unsere Nerven bereits auf leiseste Berührungen reagieren, vermeide ich bei meinen Reflexzonenmassagen jeglichen Druck. Ich bin überzeugt, dass starker Druck in vielen Reflexzonen die Nerven für eine unbestimmte Zeit abschaltet, wodurch der Schmerz wohl verschwindet, Veränderungen im Körper aber dafür länger dauern. Dass die Nerven durch starken Druck stillgelegt werden, zeigt sich an den Daumennägeln. Wo die Daumennägel mit den Daumenkuppen verwachsen sind, befinden sich die Nervenenden aller Zähne. Wenn bei Zahnschmerzen aufgrund einer Entzündung oder nach dem Ziehen eines Zahnes oder nach einer

Kieferoperation in diesem Reflexbereich der Daumennagel des anderen Daumens gesetzt und mit Druck über die Breite des Daumens bewegt wird, verschwinden in Bruchteilen von Sekunden die Schmerzen. Am Zustand des erkrankten Zahnes verändert sich dadurch nichts. Es werden nur die zu dem erkrankten Zahn oder Kieferbereich gehörenden Nerven stillgelegt oder ruhiggestellt. Dieser Zustand kann von einer Stunde bis zu mehreren Wochen anhalten.

Mein Zahnarzt, der sich für die Reflexologie interessiert und dem ich die Methode der Schmerzbefreiung erklärt hatte, hat diese Methode bei einem Urlaub in Afrika an sich selbst ausprobiert und ihre Wirkung bestätigt.

Er berichtete nach seinem Urlaub: „Ich kam mit meiner Familie in Südwestafrika an. Noch auf dem Flugplatz bekam ich plötzlich sehr starke Zahnschmerzen und hatte leider keine Schmerzmittel dabei. Ich erinnerte mich an Ihre Methode mit den Daumennägeln. Ich setzte die Nägel ineinander, drückte und drehte diese, wie Sie es beschrieben hatten. Zu meinem Erstaunen war die Schmerzen nach wenigen Sekunden verschwunden. Ich war während des gesamten Urlaubs von drei Wochen schmerzfrei. Nach dem Heimflug, noch im Flughafen Frankfurt, trat die Schmerzen, eventuell durch den Klimawechsel bedingt, wieder auf. Sogleich arbeitete ich an meinen Daumen, und wieder waren die Schmerzen sofort wieder verschwunden. Ich ließ mich ein paar Tage später von einem Kollegen behandeln, dem ich das Erlebte schilderte. Er wollte es mir nicht glauben und war nicht leicht zu überzeugen. Einige Zeit später erzählte er mir, er habe das mit den Daumen bei einem Patienten ausprobiert und es habe erstaunlicherweise funktioniert."

Ich bin überzeugt, dass andere Reflexzonen, mit starkem Druck massiert, auf ähnliche Weise mit Abschalten der Nerven reagieren, wie es beim Druck auf die Daunennägel mit den Zahnnerven geschieht.

Man stelle sich vor, dass bei jedem Schritt das gesamte Körpergewicht in die Reflexe der Ferse, danach in die der Fußsohle und in die der Zehen drückt. Würden bei diesem ständigen Druck die Nerven der Reflexzonen am Fuß nicht abschalten, würden die Reflexzonen bei jedem Schritt angeregt, was über den Tag gesehen zu Überreizungen führen würde. Andererseits wäre eine Reflexzonenmassage am Fuß nicht mehr notwendig, da beim Gehen die Reflexe immer wieder angeregt werden würden.

Das ist aber nicht der Fall, denn nur eine zarte Fußmassage fördert die Gesundheit. Bei einer festen bzw. harten Massagetechnik werden die Nerven stillgelegt, wie die Behandlung der Zahnschmerzen an den Daumennägeln zeigt, sodass es nach meiner Erfahrung über den Fuß zu den belasteten Organen und Geweben hin ebenso sein könnte. Das bedeutet nicht, dass mit einem starken Massagedruck keine Anregung zur besseren Durchblutung stattfinden würde. Nur sind mit dieser Art der Massage auch stärkere Schmerzen verbunden, die sich durch eine Abwehrhaltung nachteilig auf die Entspannung auswirken können.

Diese Erfahrungen und Erkenntnisse haben bei mir zu einem Umdenken geführt. Bei meiner Massagetechnik, die mit leichtem Hautkontakt, bei bestimmten Energieanregungen sogar nur mit leichtestem Hautkontakt ausgeführt wird, werden beim Massierten die besseren Ergebnisse bei der Gesundheitsvorsorge erzielt.

Punktmassage an den großen Zehen

Die von mir an den großen Zehen gefundenen Energiepunkte lösen immer wieder eine intensive und für den Behandelten schneller spürbare Anregung der Durchblutung aus, als dies über die allgemein bekannten Punkte der Fußreflexzonenmassage möglich ist. Das bedeutet aber nicht, dass ich damit auf die normale Fußreflexzonenmassage verzichten will oder kann, sie sollte als eine Bereicherung der Durchblutungsförderung über den Fuß verstanden werden. Inzwischen habe ich bereits 50 Reflexpunkte an den großen Zehen gefunden.

Im Folgenden verwende ich die Abbildungen aus der großen Bertelsmann-Lexikothek (Band 5, sowie Band „Mensch und Gesundheit“). Diese Abbildungen haben dazu geführt, die gefundenen Punkte flächenmäßig zu ordnen: die Kopfzone, den Hals-, Brust- und Leibbereich sowie die Zonen der Arme und Beine. Dabei kam ich zu der Erkenntnis, dass in den großen Zehen, ebenso wie in der Fußreflexzone, der ganze Mensch abgebildet ist.

Zudem stellte ich verschiedene Übereinstimmungen in den Abbildungen mit meinen eigenen Erkenntnissen fest. Am auffälligsten sind die großen Bereiche des Kopfes, der Hände und der Füße sowie die Größe des Mund- und des Zungenbereiches. Bemerkenswert ist ferner die Übereinstimmung in den winzigen Flächen, die der restliche Körper beansprucht.

Eine weitere Übereinstimmung stellt die Stellung der Arme und der Beine dar. In der Abbildung „Querschnitt durch die Großhirnrinde" liegt der Fuß in der entgegengesetzten Richtung zur Hand. Die Arme sind gestreckt, während die Beine abgewinkelt sind, fast so wie bei den Feststellungen an den großen Zehen.

Dies sind deutliche Übereinstimmungen, die man in der Theorie der Fußreflexzonenmassage beachten sollte, zumal die an den großen Zehen ausgelösten Reflexe nach meinen Erkenntnissen erst das Gehirn erreichen, um von dort zum Körper reflektiert zu werden.

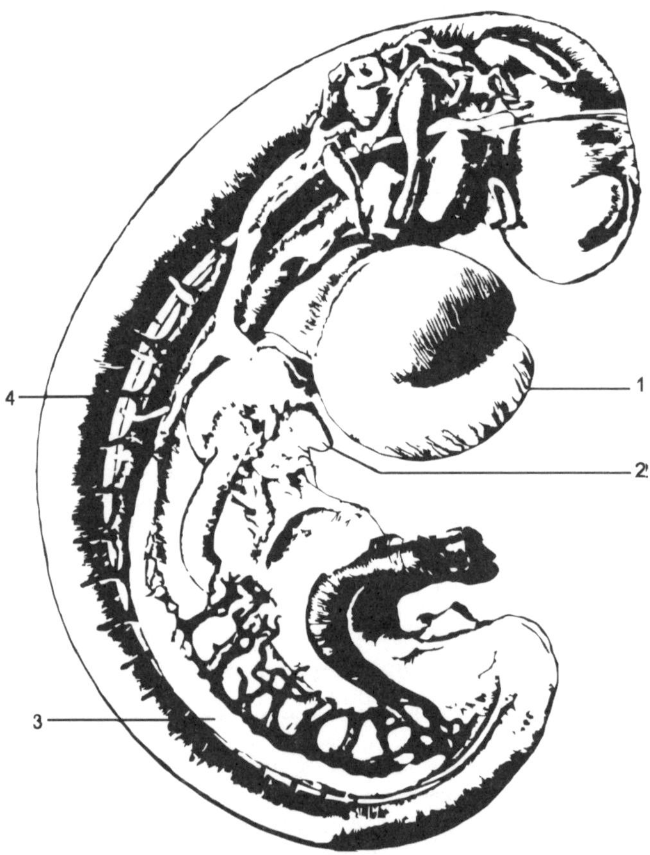

Schnittserienkonstruktion des 2,57 mm großen Embryos (Blechschmidt), 26 Tage. 1 Herz, 2 Leber, 3 Urniere, 4 Aorta mit Rückenmarksästen.

Abweichung bei der Aufteilung der Reflexpunkte

Sie betreffen die großen Zehen und die Anordnung der Reflexzonen in den Füßen.

Bei der Aufteilung befindet sich in den Zehenkuppen der großen Zehen der Reflexbereich des Schädels, darunter sind die Punkte der Augen, der Nase und der Ohren. Dicht darunter, zur zweiten Zehe hin, sind die Bereiche der Lippen und der Zunge. Sie sind sehr groß im Vergleich zu den anderen Reflexbereichen des Kopfes. Auf der gleichen Ebene liegen die Reflexe des Halses, des Kehlkopfs und der Mandeln.

Danach folgen die Reflexe, bei denen sich die Anordnungen in den großen Zehen von denen in den Füßen unterscheiden. Es sind die Reflexpunkte des Herzens, der Leber und der Nieren. Sie liegen direkt unter den Kopfreflexen, über den Reflexbereichen der Lunge, des Magens, des Solarplexus der Bauchspeicheldrüse und des Zwölffingerdarms.

Ich hatte lange keine Erklärung für diese Anordnungen, bis ich im Frühjahr 1995 in dem Buch „Sein und Werden. Die menschliche Frühentwicklung" von *Erich Blechschmied* die Erklärung in den Beschreibungen der Entwicklung des Embryos fand. Aus diesen Aufzeichnungen geht hervor, dass unter dem Kopf, „vor allen anderen Organen in diesem Bereich", sich das Herz, die Leber und die Urniere, also die Niere entwickeln. Das sind Übereinstimmungen mit den Anordnungen der Reflexpunkte in den großen Zehen. Sie zeigen: In den großen Zehen bilden sich nicht die Reflexe der Organe und aller anderen Gewebe des Menschen ab, es sind vielmehr der Aufbau und die Entwicklung des Embryos, der sich in unseren großen Zehen so zeigt, wie er durch die Gene angelegt ist!

Körperzonen in den großen Zehen

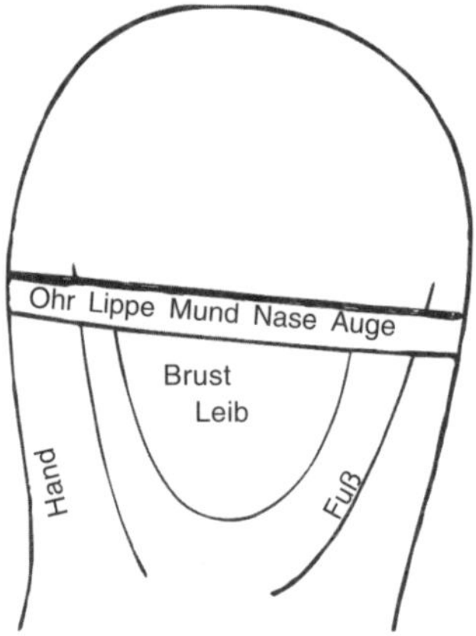

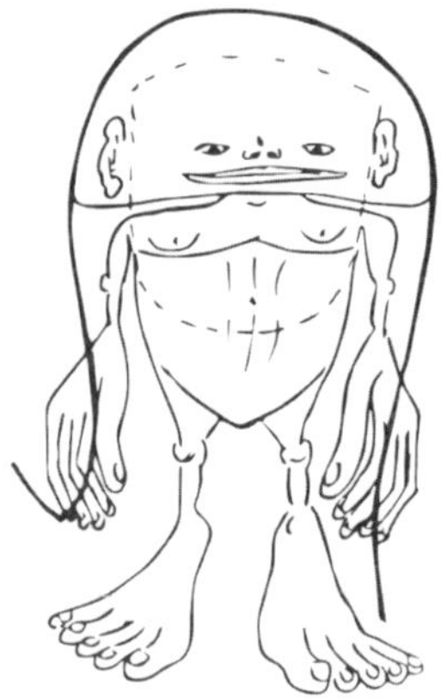

So ungefähr sähe der Mensch nach den Empfindungspunkten in der großen Zehe aus. Die Stellung von Armen und Beinen ist ähnlich, wie sie sich bei der Abbildung „Querschnitt durch die Großhirnrinde" zeigt. Das Bein ist abgewinkelt, der Arm ist gestreckt, Hände und Füße befinden sich in entgegengesetzter Richtung zueinander.

Brust

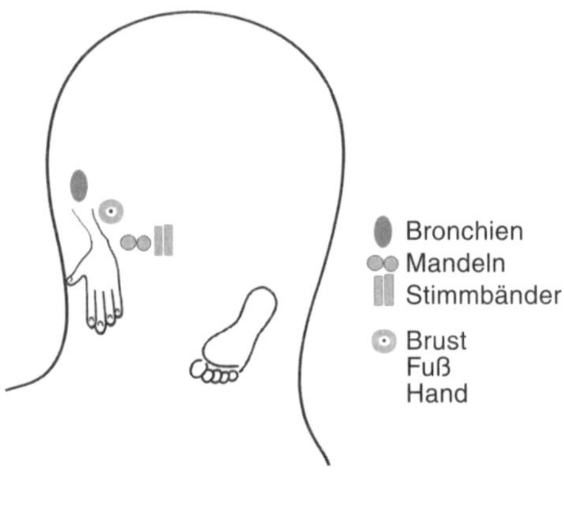

Leib

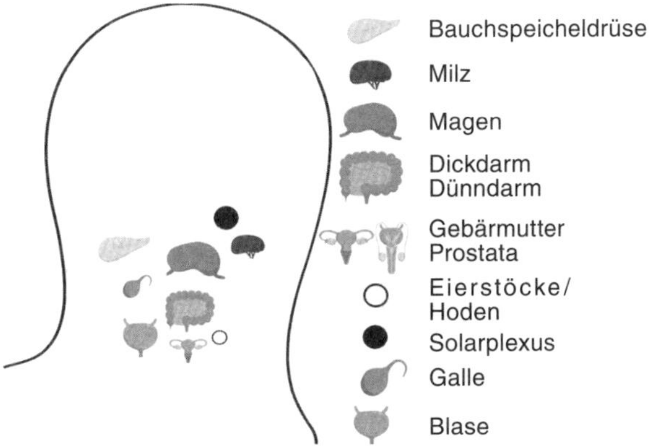
Bauchspeicheldrüse
Milz
Magen
Dickdarm
Dünndarm
Gebärmutter
Prostata
Eierstöcke/
Hoden
Solarplexus
Galle
Blase

Drüsen

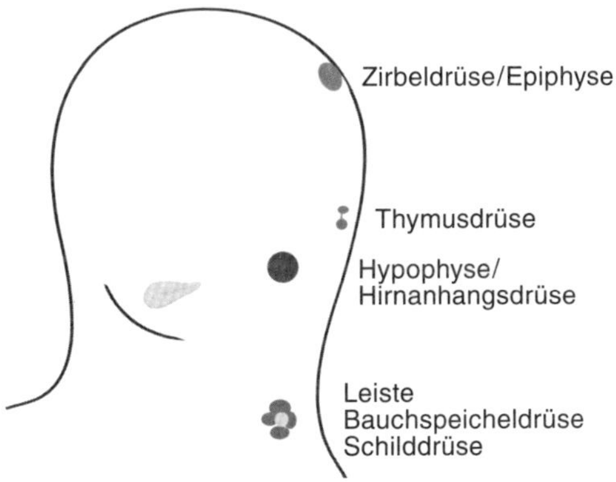
Zirbeldrüse/Epiphyse
Thymusdrüse
Hypophyse/
Hirnanhangsdrüse
Leiste
Bauchspeicheldrüse
Schilddrüse

Erfahrungsberichte

Massage bei teilweiser Taubheit

Ich massierte anfangs nach der erlernten Methode, jedoch mit einer gewissen Skepsis. Die positiven Veränderungen der von mir Behandelten änderten jedoch meine Einstellung. Als ich eine junge Frau massierte, erzählte sie mir nach der dritten oder vierten Massage von einem Gehörschaden, den sie auf der linken Seite habe. Wahrscheinlich sei sie seit ihrer Geburt schon auf diesem Ohr taub. Meine Frage, ob ich versuchen sollte, an diesem Zustand etwas zu ändern, bejahte sie. Ich massierte nun über mehrere Wochen, wie ich gelernt hatte, den Reflexbereich des linken Ohres. Dabei verspürte sie einen leichten Druck oder eine angenehme Wärme. An der Qualität des Hörens veränderte sich jedoch nichts.

Da kam mir der Gedanke: Wenn in der großen Zehe die Reflexzone des Gehirns ist, wie die Reflexzonenmassage lehrt, muss über die große Zehe auch das Ohr zu erreichen sein. Mehrere Wochen versuchte ich nun mit verschiedenen Massagetechniken eine Reaktion im Ohrbereich der Patientin hervorzurufen. Als ich schon aufgeben wollte, stellte sich die gewünschte Reaktion ein. Der Druck im Ohr wurde bei der Massage an der großen Zehe wesentlich stärker als der an dem bekannten Punkt unter der vierten Zehe. Zur gleichen Zeit entwickelte sich auch eine stärkere Wärme im Innenohr. Ich hatte den Reflexpunkt des Ohres an der großen Zehe gefunden. Schon ein geringes Abweichen vom gefundenen Punkt verringerte sogleich die Wärme und das Druckgefühl im Ohr. Ich wechselte nun vom linken zum rechten Fuß und massierte dort die gleiche Stelle an der großen Zehe, was sofort Wärme und Druckgefühl im Ohr auslöste. Bei den nachfolgenden Massagen wurden Wärme und Druckgefühl immer intensiver. Die junge Frau hatte nach eigenen Angaben das Gefühl, der Druck im kranken Ohr gehe von innen nach außen. Dann wurde das Gefühl von Wärme und Druck stärker und verlagerte sich, sodass sie dieses Gefühl auch im gesunden Ohr verspürte. Jetzt veränderte der Druck aber seine Richtung, er ging nicht mehr von innen nach außen, sondern von beiden Ohren aus aufeinander zu. Die Patientin erklärte, sie habe das Gefühl, zwei Stäbe gingen zwischen ihren Ohren aufeinander zu. Dazu bildete sich allmählich ein leichter Druck über den Augenbrauen.

Nachdem sie mir ihre Empfindungen mitgeteilt hatte, wurde sie plötzlich weiß im Gesicht und rang nach Luft. Ich erschrak und unterbrach die Massage. Ihre Atemnot hielt ungefähr zwanzig bis dreißig Sekunden an, dann war dieser Zustand vorbei. Der Vorfall löste bei mir große Unsicherheit aus, die mich lange Zeit beschäftigte und nachdenklich machte. Die Patientin jedoch hatte sich schnell wieder erholt und überraschte mich mit dem Ausruf: Ich höre mit meinem tauben Ohr! Mit einem Radio-Kopfhörer stellten wir dann fest, dass sie wirklich hörte. Ich massierte sie danach kontinuierlich weiter und hielt mit der Einstellung des Lautstärkereglers die Veränderung ihrer Hörfähigkeit fest. Nach wenigen Wochen hörte sie beim Telefonieren auch mit dem ehemals tauben Ohr.

Ich hatte damit den ersten Reflexpunkt, das Ohr, an der großen Zehe gefunden. Es war für mich eine wichtige Entdeckung und die Bestätigung, dass sich in der großen Zehe die Reflexzone des Gehirns darstellt.

Später machte ich dann die Feststellung, dass der über die großen Zehen ausgelöste Reiz oft wesentlich schneller und intensiver Reaktionen auslöst als der über die bekannten Reflexpunkte in der Fußreflexzone.

Massage bei Schnupfen

Durch diese Veränderung ermutigt, begann ich, weitere Reflexpunkte an der großen Zehe zu suchen. Aufgrund dieser Erfahrung fiel es mir leichter, diese Reflexpunkte zu finden. Danach fand ich bei einer Frau mit Heuschnupfen den Reflexpunkt der Nase. Bei einer Massagedauer von nur etwa eineinhalb Minuten verspürte die Frau bereits eine leichte Wärme und ein leichtes Kribbeln in der Nase. Sie hörte ein leises Knistern von der Nase her und bekam durch ihre Nase wieder Luft. Dann hatte sie das Gefühl, ihre Nase werde von innen her trocken. Bei der nächsten Behandlung nach einer Woche erzählte sie, sie habe sich nach der Massage nur einmal die Nase richtig putzen müssen, und damit sei ihr Schnupfen verschwunden gewesen. Derartige Veränderungen durch diese Art der Massage häuften sich immer mehr.

Massage bei Blasen- und Nierenbeschwerden

Bei einer älteren Frau, die schon länger krampfartige Blasenschmerzen nach dem Wasserlassen hatte, fand ich den Reflexpunkt der Blase an der großen Zehe. Beim Massieren der Zehe empfand sie ein angenehmes Wärmegefühl im Bereich der Blase. Nach dieser einen Massage war der Schmerz, der durch Medikamente nicht beeinflussbar war, verschwunden. Als ich bei dieser Frau den Reflexpunkt der Blase suchte, fand ich auch den Reflexpunkt der Niere, der sich durch deutliche Wärme in ihrem Rücken bemerkbar machte. Über ihn habe ich später mehrfach durch die Anregung der Durchblutung Beschwerden im Bereich der Niere lindern können. Bei einem Patienten verbesserten sich durch die bessere Durchblutung sogar Beschwerden, die durch eine Zyste ausgelöst wurden. Bei einer Ultraschalluntersuchung war zwar die Zyste noch da, aber weil der Mann keine Schmerzen mehr hatte, belastete ihn die Zyste auch nicht mehr.

Massage bei Nackenbeschwerden

Bei einer etwa vierzigjährigen Frau, der man beide Brüste amputiert hatte und die wegen starker Narbenschmerzen zu mir kam, fand ich den Reflexpunkt der Brust. Nachdem ich diesen etwa eine Minute massierte, fühlte sie das allmähliche Ansteigen einer leichten Wärme im Bereich der Narben. Damit gingen gleichzeitig die Schmerzen zurück. Nach etwa sechs bis acht Wochen berichtete die Patientin, dass sie immer noch schmerzfrei sei.

Massage bei Fersenproblemen

Ein weitere Entdeckung machte ich bei einer Frau, die wegen eines Fersensporns zu mir kam. Ich massierte sie zunächst nach der traditionellen Reflexzonenmassage. Doch dabei änderte sich nichts. Nach der fünften oder sechsten Massage suchte ich an ihrer großen Zehe den Reflexpunkt der Ferse, den ich mit leichtem Hautkontakt massierte, bis sie ein Wärmegefühl im Bereich des Fersensporns empfand. Nach einer Woche erzählte sie mir folgende Geschichte: „In meinem ganzen Leben hatte ich selten Kopfschmerzen. Nach der letzten Behandlung hatte ich jedoch zum ersten Mal stärkere Kopfschmerzen. Am Freitag erwachte ich mit leichten Kopfschmerzen, die sich über den Tag hin allmählich steigerten. Sie wurden so stark, dass ich mich am späten Nachmittag hinlegen musste. In der Nacht schlief ich sehr schlecht und konnte am Samstag nicht aufstehen. Das Tageslicht schmerzte in meinen Augen. Der Hausarzt war nicht zu erreichen, und vom Notdienst wollte ich mich nicht behandeln lassen. Gegen Abend fühlte ich eine starke Beule mitten auf meinem Kopf. Mein Mann wollte mich sofort in ein Krankenhaus bringen, aber ich lehnte ab. Nachdem auch mein Mann zu Bett gegangen war, muss ich selbst bald eingeschlafen sein. Als ich erwachte, wunderte ich mich, dass es schon Tag war, und mir fiel auf, dass die Kopfschmerzen weg waren. Dann stellte ich fest, dass auch die Beule am Kopf verschwunden war. Beim Anrichten des Frühstücks bemerkte ich, wie mich mein Mann beim Hin- und Hergehen zwischen Zimmer und Küche beobachtete. Auf meine Frage, warum er mich so verwundert anschaue, antwortete er: Du hinkst nicht mehr. Mir selbst war es nicht aufgefallen, da mich gedanklich vor allem das Verschwinden der Beule am Kopf beschäftigt hatte. Nun stellte ich fest, dass auch meine Ferse nicht mehr schmerzte."

Bei der folgenden Untersuchung des Fußes stellten wir fest, dass auch der Fersensporn verschwunden war. Auf die Frage der Patientin, was sich in ihrem Körper abgespielt habe, konnte ich ihr nur antworten, dass ich es nicht wisse und es auch nicht erklären könne.

Massage bei Leibschmerzen

Eine einunddreißigjährige Frau kam zu mir wegen Beschwerden im Leib. Nach einer Darmoperation, bei der sie eine Woche im Koma gelegen hatte, litt sie an Durchfall und ständigen Leibschmerzen. Die Operation fand bereits vor sechzehn Jahre statt. Behandlungen mit Medikamenten hatten nur kurzzeitig geholfen. Schon die erste Massage an der großen Zehe löste bei ihr eine deutlich spürbare Wärme im Leib, besonders im Darmbereich aus, und die vorhandenen Leibschmerzen gingen noch während der Behandlung zurück. Als sie eine Woche später zur nächsten Behandlung kam, sagte sie:

„Seit fast sechzehn Jahren verging keine Woche ohne Leibschmerzen und Durchfall. Gleich nach der Massage hatte ich nur noch einmal Durchfall und danach täglich normalen Stuhlgang ohne Schmerzen im Leib." Über einen Zeitraum von drei Wochen massierte ich die Frau regelmäßig einmal. Ihr Zustand war in dieser Zeit unverändert gut. In der vierten Woche sagte sie die Behandlung überraschend ab mit der Begründung, dass sie nach der dritten Massage so starke Leibschmerzen und Durchfall bekommen habe, dass sie im Bett bleiben müsse und die Wohnung nicht verlassen könne. Der Arzt sei bei ihr gewesen, doch die verordneten Medikamente hätten ihr nicht geholfen. Dieser Zustand hielt eine Woche an. Danach waren die Leibschmerzen und der Durchfall plötzlich verschwunden. Ich bin überzeugt, dass die zur Genesung notwendige Reaktion und die Schmerzfreiheit durch die Massage angeregt wurde. Der Kontakt zu der Patientin über einen Zeitraum von mehr als zwei Jahren zeigte, dass die Veränderungen dauerhaft waren.

Massage bei Rückenschmerzen

Ein dreißigjähriger Mann kam zu mir wegen starker Rückenschmerzen. Nach einigen Massagen erzählte er mir, dass er, seit er vor acht Jahren eine Herzoperation gehabt habe, kein Gefühl mehr vom Ellenbogen den Oberarm aufwärts bis über die ganze Schulter hin habe. Auch sei er über längere Zeit in nervenärztlicher Behandlung und einmal sogar in der Landesnervenklinik gewesen. Am Zustand seines Armes habe sich leider nichts verändert. Schon nach der zweiten Massage über den Bereich der großen Zehe bekam er sehr starke Schmerzen in Oberarm und Schulter, die die ganze Woche bis zur nächsten Massage anhielten. Auf meine Frage, warum er nicht früher zur Massage gekommen sei und die Schmerzen ausgehalten habe, antwortete er, dass er sich über die Schmerzen gefreut habe. Denn wenn man acht Jahre lang kein Gefühl mehr im Arm habe, freue man sich auch über Schmerzen. Während der folgenden Massage verschwanden die Schmerzen im Oberarm und in der Schulter, das Gefühl aber blieb. Sein behandelnder Arzt war sehr erstaunt und konnte die Veränderung nach einem derart langen Krankheitsverlauf nicht recht einordnen.

Massage bei Hüft- und Knieproblemen

Bei einer Frau mit Schmerzen in ihren Hüften und Knien hatten Medikamente, wie sie sagte, nicht geholfen. Sie konnte nur noch sehr langsam gehen und brauchte dazu einen Stock als Gehhilfe. Ihr Mann, der immer schneller als sie gehen konnte und somit immer vor ihr herging, sagte nach der siebenten oder achten Massage zu mir: „Bisher bin ich immer der Schnellere gewesen. Jetzt, wo sie ihren Stock nicht mehr benötigt, ist sie die Schnellere von uns beiden. Könnten Sie sie nicht so massieren, dass sie wieder langsamer läuft und mir nicht mehr davonrennt?“ Es war natürlich nur ein Scherz, der jedoch zeigt, dass auch Außenstehende Veränderungen wahrnehmen, die durch die Massage und die damit verbundene bessere Durchblutung ausgelöst werden.

Massage der großen Zehen

Die Massage darf nur mit leichtem, gerade noch spürbaren Hautkontakt ausgeführt werden. Sie verlangt große Konzentration und die Beobachtung der massierten Person, denn bei dieser Massage kann es zu einem Druckgefühl über den Augenbrauen kommen, das man mit einer leichten Massage des Reflexpunktes des Solarplexus abbauen muss.

Beim Auftreten dieses Druckes sollte die Massage an der großen Zehe unbedingt unterbrochen werden, denn der Druck kann einen hysterischen Anfall auslösen. Der Massierte hat dabei das Gefühl, er habe nur noch das Gesicht und keinen Schädel mehr. Oberhalb der Augenbrauen ist alles taub und gefühllos, es kommt zu Atemnot, und der Patient ist sehr blass. Der Anfall dauert nur wenige Sekunden, und der Massierte erholt sich rasch wieder. Aber auch beim Masseur kann der plötzliche Anfall einen Schock auslösen, der ihn unter Umständen längere Zeit belastet.

In den großen Zehen hat jedes Organ, jedes Gelenk und jedes Gewebe einen ganz bestimmten Reflexbereich ebenso wie in der Reflexzone des gesamten Fußes. Die Reflexzonen überlappen sich nicht. Es entspricht auch *nicht*, im Gegensatz zu den traditionellen Fußreflexzonen, der rechte Fuß der rechten und der linke Fuß der linken Körperhälfte. Beide Körperhälften reagieren fast gleichmäßig über die rechte wie über die linke große Zehe.

Sind z.B. beide Nieren belastet, so reagieren auch beide Nieren, wobei es egal ist, ob sie von der rechten oder der linken großen Zehe massiert werden. Ist aber nur ein Organ erkrankt, dann reagiert auch nur dieses Organ. Alle andern Organe wie Herz, Leber, Galle, Milz und die Gliedmaßen Arme und Beine reagieren immer auf die Massage, ob sie nun von der linken oder der rechten großen Zehe anmassiert werden.

Massage mit Plus- und Minusfinger

Jede Fußreflexzonenmassage bringt im Körper Energien zum Fließen. Wenn man von Energiemassagen spricht, bedeutet das, dass durch die Art der Massage, die sich aus der Fußreflexzonenmassage entwickelt hat, ein stärkerer Energiefluss als bei der normalen Fußreflexzonenmassage erreicht wird. Dabei spielt die Energie des Masseurs eine wichtige Rolle, da sie auch der Massierte in seinem Körper spürt.

Dieses Gefühl wird von Mal zu Mal und von Person zu Person unterschiedlich empfunden. Es wird als eine langsame oder schneller den Körper durchdringende Wärme oder als ein den Körper oder einzelne Glieder durchziehender elektrischer Strom empfunden, der einmal blitzartig, ein anderes Mal gleichmäßig fließend den Körper durchzieht.

Diese Energien sind elektrischer oder magnetischer Art. Vom Naturgesetz her wissen wir, dass dort, wo derartige Energien fließen, Plus- und Minuspole vorhanden sind. Dies gilt auch für den Körper. So haben auch unsere Finger Plus- oder Minuspole, und in ihnen fließen positive oder negative Energien.

Wenn der Daumen positiv oder plus ist, dann ist der Zeigefinger negativ oder minus. Der Mittelfinger ist wiederum positiv oder plus ebenso wie der kleine Finger. Der Ringfinger dagegen ist wie der Zeigefinger negativ oder minus.

Bei den Energiemassagen am Fuß sollte man dies stets beachten, da dadurch auch die Wirkung intensiver ist. Ebenso sollte man bei kreisenden Massagebewegungen die Drehrichtung beachten. Bei männlichen Personen sollte die Drehung rechts herum, bei weiblichen Personen links drehend sein. Die Massage wird so als angenehmer und entspannender empfunden, es sei denn, man behandelt einen Linkshänder. Hier wird beim Mann die Drehrichtung nach links, bei der Frau nach rechts angenehmer empfunden.

Die Massage sollte mit beiden Händen gleichzeitig ausgeführt werden, d.h., der rechte Fuß sollte von der Fußinnenseite her mit dem Positiv- oder Plusfinger der rechten Hand gleichzeitig mit dem Negativ- oder Minusfinger der linken Hand von der Fußaußenseite her massiert werden.

Vorbereitung der Massage: Entspannung

Vor der Massage sollten wir uns etwa zwanzig bis dreißig Sekunden entspannen, wenn notwendig auch etwas länger. Bei dieser Art der Fußreflexzonenmassage sind Nervosität und Stress störend und beeinträchtigen die Wahrnehmung. Wenn wir zerstreut oder verspannt sind, können wir nicht erkennen, was zu tun ist. Angst und Zweifel machen uns unsicher, rauben uns Kraft und ermüden uns. Wenn wir dies spüren, sollten wir kurz die Augen schließen und sanft, langsam und tief atmen. Dabei hilft es, wenn wir uns einen See vorstellen, ein ruhiges Gewässer, in das wir einen Stein werfen und zusehen, wie sich die klaren, fließenden Bewegungen kreisförmig ausbreiten. Oder wenn wir das Bild von einem Getreidefeld vor unserem geistigen Auge entstehen lassen, über das der Wind streicht und die Ähren wie Wellen in einem See bewegt.

Solche inneren Bilder lassen uns ruhiger und ausgeglichener werden. Dann werden auch unser Inneres, unser Tun und Wollen leichter erkennbar. Unser Denken wird klar, es entsteht eine große innere Sicherheit, die allen zugutekommt. Dann fühlen und wissen wir genau, wie wir die Fußreflexzonenmassage durchführen müssen. Auch arbeiten wir dann mit weniger Mühe und spüren, was unsere Arbeit ausmacht. Unsere Finger bewegen sich fließend und kommen in einen Rhythmus, der unserer Arbeit angepasst ist. So geschieht das Notwendige fast von selbst, was uns wiederum die Freude an unserer Arbeit durch unsere innere Ruhe fühlen und widerspiegeln lässt, zum Nutzen derer, denen unser Tun gewidmet ist.

Energiezonenmassage

Der Beginn dieser Massage entspricht dem der normalen Fußreflexzonenmassage. Dazu legen wir die Ferse des rechten Fußes in unsere linke Hand und fassen mit der rechten den Fuß im Zehenbereich. Dann bewegen wir den Fuß kreisend drei- bis viermal rechts, danach links herum. Das Fußgelenk steht mit der Hüfte in Verbindung. Beim Drehen spüren wir die Blockaden und Verspannungen im Bereich der Hüften, dann dreht sich der Fuß ungleichmäßig und eckig. Anschließend fassen wir mit den Fingern unserer linken Hand die Zehen an den Grundgelenken und bewegen an der großen Zehe beginnend mit der rechten Hand die einzelnen Zehen kreisend drei- bis viermal rechts und danach links herum. Dabei sind im Gelenk der großen Zehe, die mit der Halswirbelsäule in Verbindung steht, die Blockaden der Halswirbelsäule zu erkennen. Abschließend zupfen wir die einzelnen Zehen leicht nach oben gerichtet.

Danach massieren wir wie bei der normalen Fußreflexzonenmassage in den Reflexbereichen Nieren, Harnleiter und Blase, dazu am rechten Fuß den Reflex der Leber. Dann erfolgt die gleiche Massage am linken Fuß.

Der Grund für dieses Vorgehen ist folgender: Die Fußgelenke stehen in enger Verbindung mit den Hüften. Beim Drehen des Fußes spüren und erkennen wir die Blockaden oder die Versteifungen des Fußgelenks, was auf Blockaden oder Versteifungen im Hüftbereich hinweist. Die Beweglichkeit der großen Zehen verdeutlicht das auch bei der Halswirbelsäule. Hier zeigen sich die Verspannungen und Blockaden, die sich im Muskel- und im Halswirbelbereich befinden. Bei den anderen Zehen lockert das Zupfen die Gelenke.

Jetzt massieren wir die Reflexbereiche der Nieren, des Harnleiters und der Blase wie bei der traditionellen Reflexzonenmassage. Die Nieren sind, wie bereits beschrieben, Filter des Blutes, der Harnleiter leitet die ausgefilterten Flüssigkeiten ab und die Blase speichert sie.

Behandlungsplan

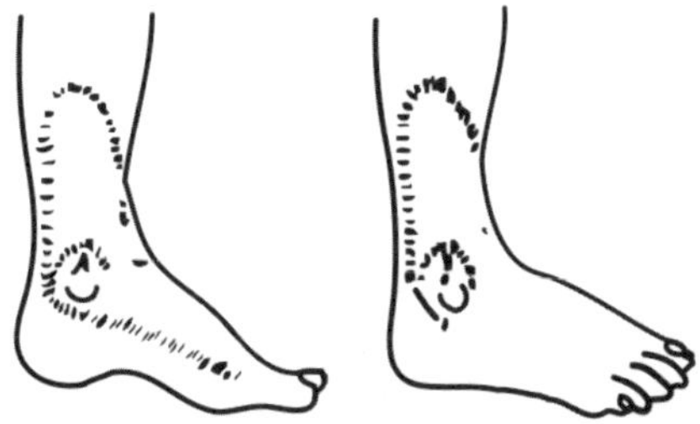

Beruhigungszone fünf- bis sechsmal von den Zehen über den Fußrücken und das Schienbein zum Knie hin, die Waden abwärts zur Ferse hin, um das Fußgelenk herum und zu den Zehen hin streichen.

Anschließend werden die Fußsohle und damit die Reflexe der Nieren, des Harnleiters, der Blase, der Leber und kurz der Lunge massiert.

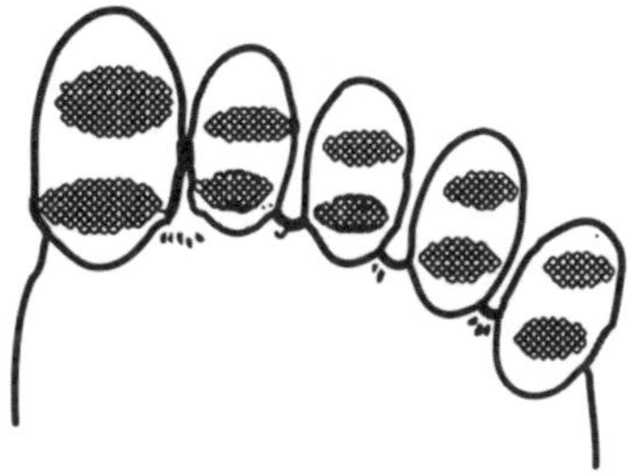

Die Zehenkuppen werden mit dem Mittelfinger oder dem Daumen fünf- bis sechsmal kreisend von der großen Zehe zur kleinen Zehe hin massiert.

Die Muskeln werden unterhalb des ersten Zehengliedes sechs bis sieben Sekunden kreisend massiert, wobei man an der kleinen Zehe beginnend zur großen Zehe hin massiert.

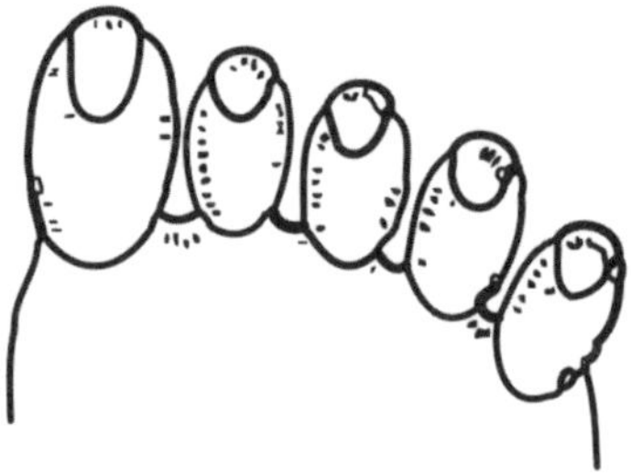

Die große Zehe streicht man seitlich außen fünf- bis sechsmal auf- und abwärts, danach umkreist man den Nagel mehrmals und streicht jetzt fünf- bis sechsmal an der Innenzehe entlang. Danach werden die Lymphpunkte fünf bis sechs Sekunden massiert. Anschließend das Gleiche an allen Zehen.

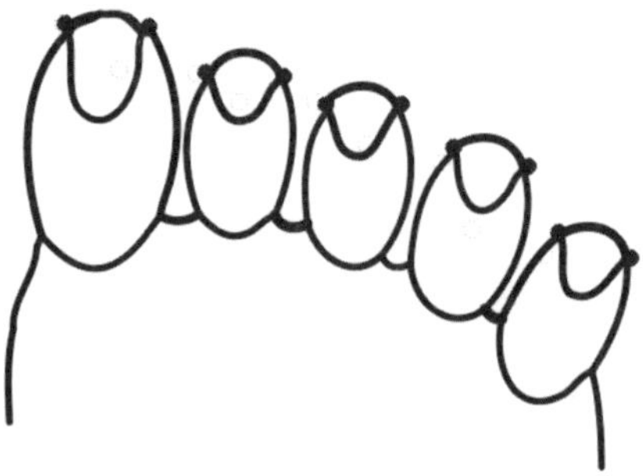

Man beginnt am Nagelbett der kleinen Zehe, dabei wird die Zehe mit dem Mittel- und Zeigefinger etwa 20 Sekunden gehalten. Das wiederholt man dann an allen Zehen bis hin zur großen Zehe.

Die kleine Zehe löst Reaktionen im Bereich der Unterschenkel aus. Bei der vierten Zehe gehen die Reaktionen in die Oberschenkel bis in den unteren Bauchbereich. Bei der dritten bzw. mittleren Zehe reagieren der Magen, der Solarplexus und der Darm. Die Reaktionen der zweiten Zehe sind in den Bereichen der Brust, der Schulter, des Nackens, der Ober- und Unterarme und in den Händen zu spüren. Die Punkte an der großen Zehe gehen in den Bereich des Kopfes. Häufig empfinden die Patienten dabei eine angenehme Wärme im Hinterkopf.

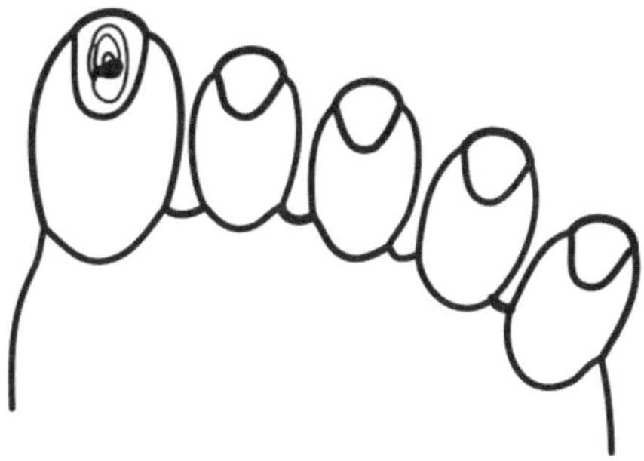

Der Großzehennagel wird etwa 20 Sekunden kreisend massiert. Die Zehe wird dabei im Reflexbereich der Hypophyse gestützt.

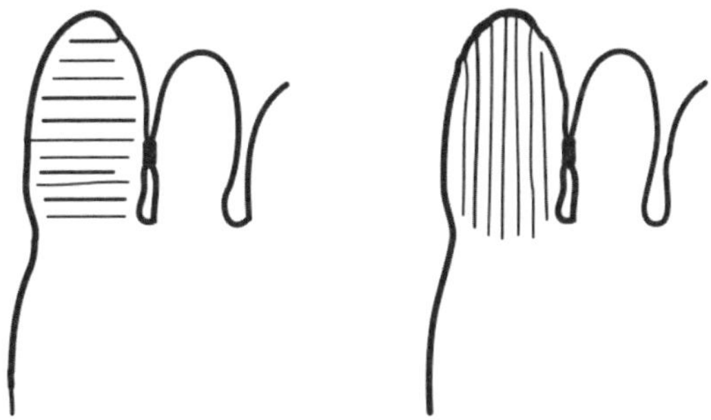

Großzehenbehandlung: Alle Reflexpunkte werden mit leichtestem Hautkontakt massiert, zuerst streicht man quer, danach längs oder aber kreisend, wobei man an der Zehenkuppe beginnt und über den ganzen Zehenmuskel hin massiert. Zwischendurch wird der Reflexpunkt des Solarplexus mehrmals kurz anmassiert.

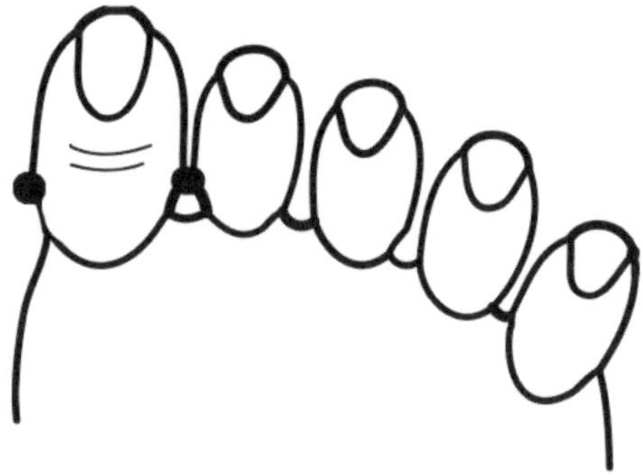

Die Energiepunkte der Haut werden am ersten Zehengelenk leicht gedrückt, und zwar mit dem Zeigefinger innen und dem Mittelfinger außen etwa eine Minute lang.

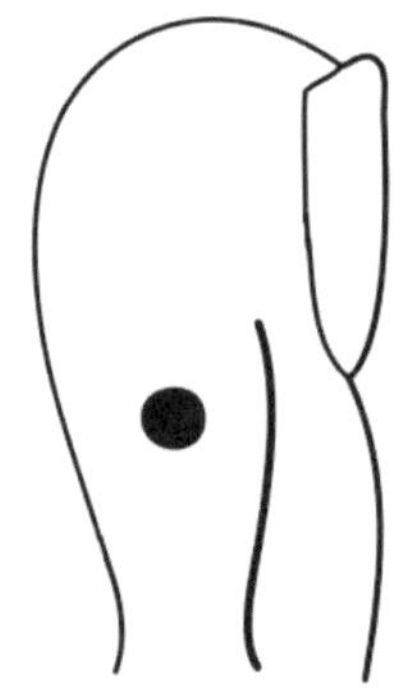

An der großen Zehe massiert man seitlich den Wirbelsäulenreflex, danach hält man die Thymusdrüse zehn bis zwanzig Sekunden lang.

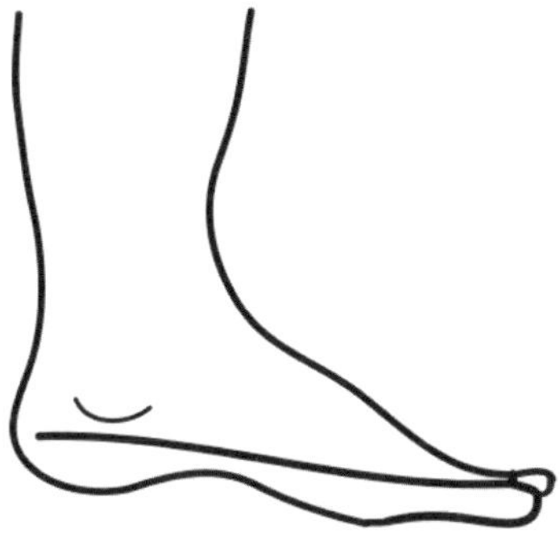

Die Wirbelsäulenreflexe am Innenfuß werden mit dem Mittelfinger abschnittsweise massiert, das betrifft den Steißbein-, Kreuzbein-, Lendenwirbel-, Brustwirbel- und Halswirbelreflex. Die Massage erfolgt mit dem Mittelfinger am Innenfuß, mit dem Zeigefinger am Außenfuß beidseitig und gleichmäßig vom Steißbein- zum Halswirbelreflex hin.

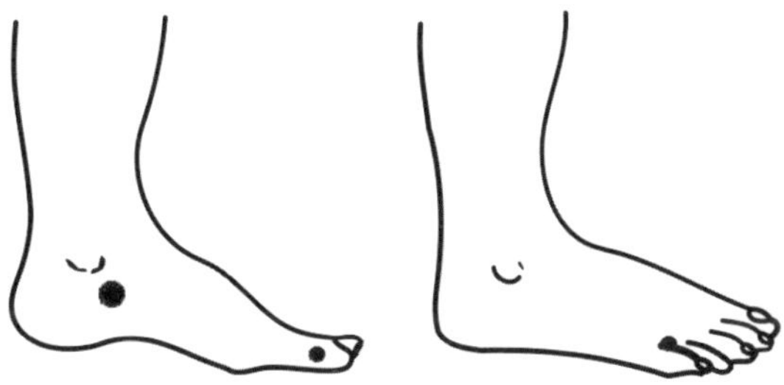

Die Energiepunkte am Innen- und Außenfuß werden unter den Mittelfußknochen mit dem Zeigefinger gedrückt. Dabei setzt man den Mittelfinger am Innenfuß auf den Reflex des Steißbeins, die Daumen werden dazu etwa eine Minute am Halswirbel- und Schulterreflex gehalten, danach sollte man alle Finger zwei bis drei Minuten lang einen Zentimeter vom Fuß entfernt halten, wobei man den Energiefluss im gesamten Körper beobachten und im Blick haben sollte.

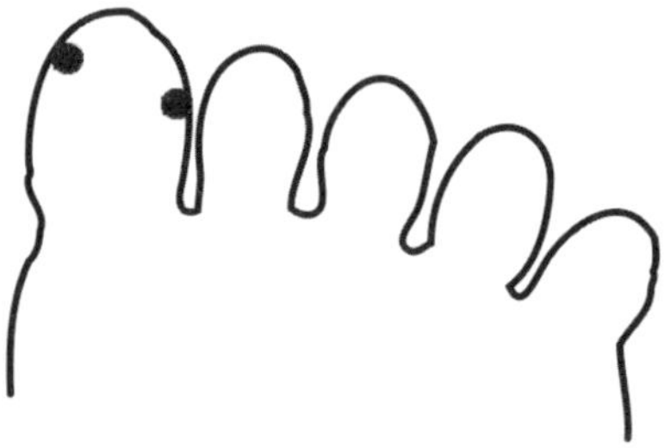

Die große Zehe wird an der oberen äußeren Nagelkante mit dem Mittelfinger, innen, unterhalb der Nagelmitte in der dort befindlichen kleinen Mulde eventuell einige Minuten leicht gedrückt, je nach Gefühl und Bedarf oder Reaktion des Patienten. Diese Massage ist besonders hilfreich bei Stress, Hektik und nervlichen Belastungen. Zum Abschluss erfolgt die Entspannung wie bei der traditionellen Reflexzonenmassage.

Bei der Massage des linken Fußes ist die Stellung der Hände genau umgekehrt: Die linke Hand massiert den Innenfuß mit dem Positiv- oder Plusfinger und die rechte Hand die Fußaußenseite mit dem Negativ- oder Minusfinger.

Das Unbewusste wecken

Träume das, was dich belastet

Die hier beschriebene Massagetechnik kann zu einer tiefen Entspannung verhelfen, mit der Erlebnisse, die sich im Unbewussten befinden, ins Bewusstsein geholt werden können.

Massagetechnik

An der Außenseite der großen Zehe wird mit leichtem Kontakt, bei der Nagelkante mit dem Mittelfinger der einen Hand massiert. Dabei ruht der Zeigefinger der anderen Hand an der Seite der großen Zehe zur zweiten Zehe hin in der weichen Mulde, die sich in der Höhe der Nagelwurzel befindet. Dabei sollte man etwa drei bis fünf Minuten lang massieren, wobei man mehrmals mit dem Zeigefinger über dem seitlichen Zeh hin zum Lymphpunkt und zurückstreicht. Zum Abschluss wird wieder der Solarplexus massiert. Unser Bewusstsein und unser Unbewusstsein sind maßgeblich verantwortlich für unsere Lebensqualität, für unseren Körper sowie den Geist und die Seele. Daher sollte man die Möglichkeiten der hier beschriebenen Behandlung nutzen und ausbauen, Erfahrungen sammeln und über sie in einen lebendigen Austausch treten.

Die hier geschilderten Erfahrungen über diese Art der Massage haben interessante Gemeinsamkeiten. Die von mir behandelten Patienten beschreiben die ersten drei bis vier Massagen fast mit den gleichen Worten. Während der ersten Massage gehen ihnen ungeordnete, unzusammenhängende, zum Teil chaotische Gedanken durch den Kopf. Meist sind es Erinnerungen aus der näheren und der weiter zurückliegenden Vergangenheit. Oft sind es Gedanken, für die sie keine Erklärung haben. Bei der zweiten Massage lässt sich nahezu der gleiche Vorgang feststellen. Nun aber haben die Massierten den Eindruck, es handle sich nicht mehr um so viele Gedanken, diese seien zwar klarer, jedoch immer noch so chaotisch wie bei der ersten Behandlung. Nach der dritten Behandlung berichten die Patienten, es sei eine gewisse Ordnung in den Ablauf der Gedanken gekommen, und es seien manche Gedanken und Erinnerungen aus der ersten und zweiten Massage verschwunden. Sie sprechen von bunten Farben, Ringen, Kreisen oder Punkten, die sie sehen. Vereinzelt erscheinen ihnen Bilder, die sie an die frühe Kindheit erinnern, sogar solche, die bis in die Geburtsphase zurückreichen.

Sie zeigen den Behandelten Probleme, die im Unterbewusstsein blockiert waren und sie vermutlich ihr Leben lang belastet haben.

Bei den nachfolgenden Massagen kamen immer wieder klare Bilder, an die sie keine oder nur schwache Erinnerungen hatten, die aber belastend waren. Nachdem die Patienten mit mir oder mit an ihren Problemen beteiligten Personen sprechen konnten, ging es ihnen gesundheitlich besser.

Daraus folgt für mich, dass die Art der Massage alles Belastende und nicht Verarbeitete aus dem Unterbewusstsein hervorholt, um es zu ordnen. Weniger Belastendes wird aussortiert und abgebaut, um danach die wirklichen Probleme bewusstzumachen, damit diese verarbeitet werden können und für immer behoben sind.

Erfahrungen der Rückführung

Menschen, die ich mit der von mir entwickelten Massage behandelte, erzählten von Traumerlebnissen, die sie während der Massage wie eine Art der Rückführung in die Vergangenheit erlebten. Es waren Bilder aus ihrem Unbewussten, Geschehnisse, an die sie sich nicht mehr erinnern konnten, da sie die Kleinkindzeit und die Zeit ihrer Geburt betrafen.

Beispiel 1:

Eine Frau berichtet: „Ich habe heute im Schlaf während der Massage meine Geburt erlebt. Es war kein schönes Gefühl. Ich befand mich in einem dunklen, warmen Bereich, an dessen Ende es hell war. Es war mir sogar bewusst, dass ich dort hindurch sollte, und ich höre mich jetzt noch schreien:

‚Nein, ich will nicht! Ich will nicht!' Es war etwas Furchtbares für mich. Ich sprach mit meiner Mutter über diesen Traum, und sie sagte, dass meine Geburt sehr lange gedauert hat und dass der Arzt einen Kaiserschnitt in Erwägung zog."

Beispiel 2:

Ein weiterer Traum von einer Geburt, den eine Probandin über mehrere Wochen geträumt hatte und in deren Folge sich dann ihre momentanen Schwierigkeiten und Probleme andeuteten, war für mich etwas Einmaliges. Sie erzählte mir Folgendes: „Bei den ersten Behandlungen waren meine Gedanken total chaotisch. Während der vierten Behandlung schlief ich ein und sah mich in einer Höhle sitzen. Sie war warm und dunkel. Ich fühlte mich wohl, und im Höhleneingang sah ich ein blondes Mädchen, das tanzte. Es versucht, mich mit Winken aus dem mir vertrauten Bereich herauszulocken, ich aber wollte nicht. Bei der nächsten Massage sah ich mich nach dem Einschlafen wieder in der Höhle. Es war wie beim ersten Mal, doch diesmal trat ich aus dem Höhleneingang hinaus. Das Mädchen war wieder ein ganzes Stück von mir entfernt an einem See, winkte mir zu und lockte mich an. Als ich näher kam, befand es sich in einem Boot, mitten auf dem See, der von hohen Bergen umsäumt war. Die Berge machten mir Angst. Daraufhin erwachte ich.

Im nun folgenden dritten Traum ging ich näher an den See heran und war plötzlich selbst in einem Boot, das so klein war, dass das Wasser direkt um mich herum war. Das Boot umhüllte mich wie eine Nussschale. Die Berge, die den See säumten, waren dunkel, steil und bedrohlich. Ich hatte Angst. Von dem Mädchen jedoch sah ich jetzt nichts mehr. Aber auf dem Grund des Sees sah ich etwas leuchten, was mich neugierig machte. Da erwachte ich wieder."

Als die Frau zur nächsten Massage kam, erzählte sie mir diese Bilder, die ich ihr als ihre Geburt deutete. Dann massierte ich sie, und sie erzählte danach: „Ich verließ im Traum das Boot und schwamm in dem See und auf das Leuchtende und Glänzende zu. Dabei tauchte ich bis auf den Grund des Sees und fand etwas, was mir sehr wertvoll erschien. Es war wie eine Truhe, vor der Vasen lagen. Ich nahm eine Vase in die Hand. Sie war sehr verkrustet, aber darunter glänzte sie. Dann tauchte ich auf und hatte den Eindruck, dass die Berge um den See nicht mehr so hoch, dunkel und bedrohlich waren. Es schien mir, als sei der See größer und die Berge kleiner geworden."

Nach einer Woche besuchte die Probandin einen Psychiater, der ihre Träume ebenfalls als ihre Geburt deutete und den letzten als einen besonders interessanten Traum bezeichnete, in dem ihr Unterbewusstsein sie auf eine Fähigkeit oder ein Wissen hinweisen wollte, das noch in ihr steckte und darauf wartete, von ihr entdeckt und realisiert zu werden.

Es ist die Rückführung einer vierzigjährigen Frau, die mit ihren täglich wiederkehrenden Schuldgefühlen, die sie belasten, zu kämpfen hat und die alles Negative, das sie erlebte, auf sich bezog und alles, was sie tat, negativ beurteilte. Ganz gleich, ob dies ihren Mann, ihre Kinder oder ihre Nachbarn betraf: Sie fühlte sich stets schuldig oder mitschuldig, bis zu dem Tag, an dem sie während der Massage folgende Rückführung in die eigene Kindheit erlebte: Bei der Massage war sie fest eingeschlafen. Plötzlich zuckte sie so stark zusammen, dass sich der Behandlungsstuhl bewegte. Sie öffnete die Augen, fasste sich an den Kopf, weinte ganz kurz und schlief sofort wieder ein. Nach der Massage sagte sie: „Ich habe etwas Schreckliches geträumt. Was haben Sie mit mir gemacht?" Ich fragte nach dem Erlebten, aber sie wollte nicht darüber sprechen. Also drang ich nicht weiter auf sei ein und ließ sie in Ruhe. Während der Massage fasste sie sich auffallend oft über dem rechten Auge an die Stirn. Dann erzählte sie unerwartet und ohne dass ich sie dazu ermuntert hatte, was sie geträumt hatte: „Ich saß als kleines Kind auf dem Tisch im Wohnzimmer meiner Eltern. Da ich noch nicht allein sitzen konnte, hielt mich meine Mutter rechts und links mit den Händen fest. Mit Tränen in den Augen schaute sie mich an und sagte zu mir: ‚Du bist schuld daran, dass ich deinen Vater heiraten musste. Warum musstest du nur kommen?' Dann ließ sie mich los und wischte sich mit der Schürze über die Augen. Ich verlor dabei das Gleichgewicht und stürzte vom Tisch, mit dem Kopf auf die Armlehne des Sessels, auf dem sie saß. Dabei zog ich mir eine Verletzung an der Augenbraue zu, die mich jetzt nach diesem Traum sehr stark schmerzt."

Dann zeigte sie mir die dabei entstandene Narbe, die sich sehr fein durch die ganze Augenbraue zog. Ich fragte sie, ob ihre Mutter noch lebe. Da sie bejahte, riet ich ihr, mit ihrer Mutter über das Erlebte zu reden, was sie dann auch tat.

Nach einer Woche kam die Probandin völlig verändert zur Massage und berichtete: „Ich habe mit meiner Mutter über den Traum gesprochen. Sie war sehr überrascht über das, was ich ihr erzählte, denn sie hatte über den Grund und den Hergang des Unfalls mit niemandem geredet. Sie hatte lediglich immer gesagt, dass das Kind gestürzt sei. Die Mutter wollte nicht glauben, dass die Tochter diese Szene geträumt hatte, bestätigte ihr aber, dass es sich so abgespielt hatte, wie sie es im Traum erlebt hatte. Nach dem Gespräch haben beide zuerst geweint und dann zusammen Kaffee getrunken. Und anschließend haben sie noch einmal über alles gesprochen. Von da an ging es der Probandin wirklich gut, was sich sogar täglich noch verbesserte."

Beispiel 3:
Eine ebenfalls etwa vierzigjährige Frau berichtete folgenden Traum: Sie hatte geträumt, sie sei als etwa Dreijährige im Wohnzimmer ihrer Großeltern gewesen und habe mit dem Spazierstock ihres Großvaters gespielt. Der Spazierstock hatte einen Knauf aus Metall mit einer kurzen Spitze. Diesen Knauf steckte sie sich in den Mund und bekam ihn nicht mehr heraus. Sie lag auf der Seite und sah, wie ihre Mutter durch die Zimmertür in das Wohnzimmer trat, hörte sie schreien und spürte, wie sie versuchte, ihr den Spazierstock aus dem Mund zu nehmen, was ihr nicht gelang. Dann sah sie ihre Großmutter in das Zimmer kommen, die ihrer Mutter den Stock aus der Hand nahm, diesen langsam drehte, um ihn aus ihrem Mund zu nehmen. Jetzt, sagte sie, schmerzt mich der ganze Kiefer, rechts und links.

Da mir bekannt ist, dass Schmerzen, also alle Reaktionen, die durch die Massage ausgelöst werden, über eine Massage des Solarplexus wieder zurückgenommen werden können, massierte ich den Solarplexus. Die Schmerzen ließen nach, und die Frau fühlte sich besser. Als sie nach einer Woche wieder zur Reflexzonenmassage kam, klagte sie noch immer über Schmerzen im Kieferbereich. Sie seien gegen Abend wieder stärker geworden und hätten sich über die ganze Woche hin nicht verändert.

Nach einer intensiven Reflexzonenmassage gingen die Schmerzen zurück. Als sie eine Woche nach dieser Behandlung zu mir kam, sagte sie: „Ich merke seit der letzten Behandlung erst, wie verspannt ich all die Jahre im Kieferbereich war. Die von mir nicht empfundenen Blockaden, die ich über vierzig Jahre hatte, sind verschwunden. Das Sprechen, Schlucken und Kauen ist viel leichter geworden. Ich würde so etwas nicht glauben, hätte ich es nicht selbst erlebt."

Psychozontherapie

nach Professor Dr. Yen Chia-Kan

oder: Energiezonen-Gesundheitsmassage nach *Johann Gockeln*

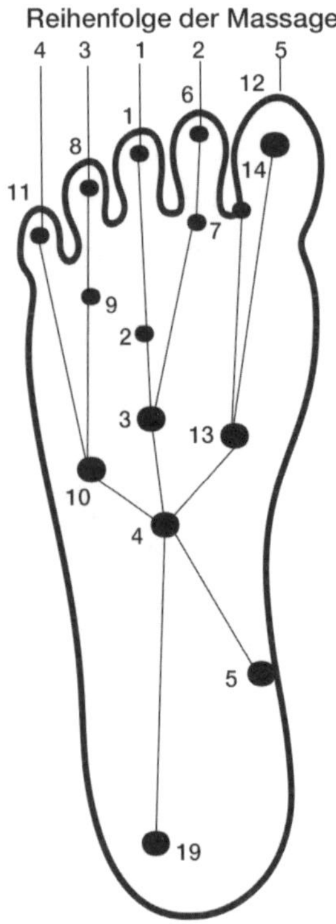

1. Psycho-Hauptzentrum (Gehirn) (1-6-8-11-12)
2. Atmungszentrum (Lunge)
3. Solarplexus
4. Entleerungszentrum
5. Entleerungszentrum (Blase)
6. Psycho-Hauptzentrum (Gehirn)
7. Sehzentrum
8. Psycho-Hauptzentrum (Gehirn)
9. Hörzentrum (Ohr)
10. Entgiftungszentrum (Leber)
11. Psycho-Hauptzentrum (Gehirn)
12. Psycho-Hauptzentrum (Gehirn)
13. Verdauungszentrum (Magen)
14. Suchtzentrum (Gehirn)
15. Antriebszentrum (Herz)
16. Regenerationszentrun (Milz)
17. Entwässerungszentren
18. Abwehrzentrum (Immunkraft)
19. Entschlackungszentrum (Blut und Gewebe reinigend)
20. Gelenkpunkte (Schulter, Knie, Hüfte)
21. Bewegungszentrum (Wirbelsäule)

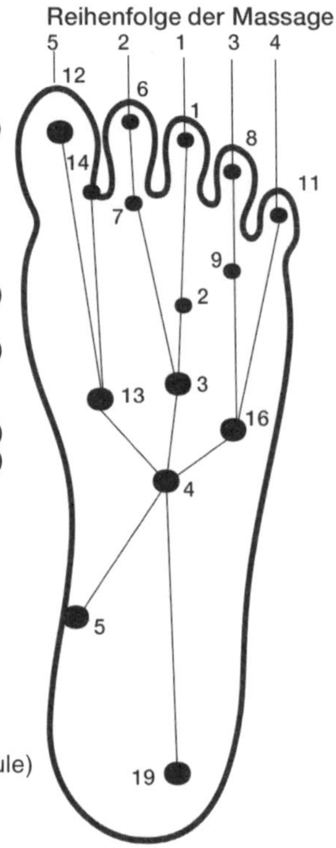

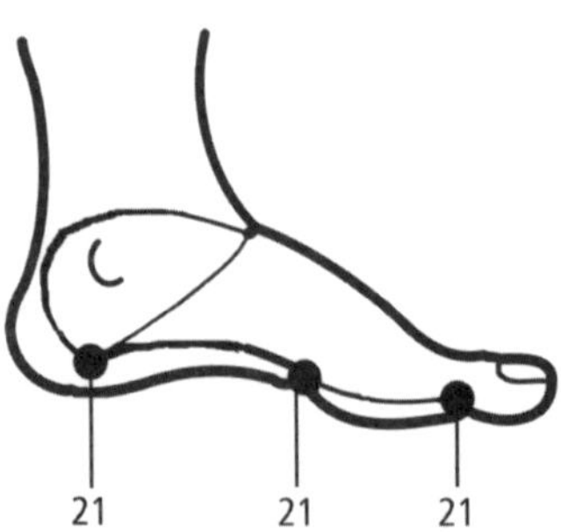

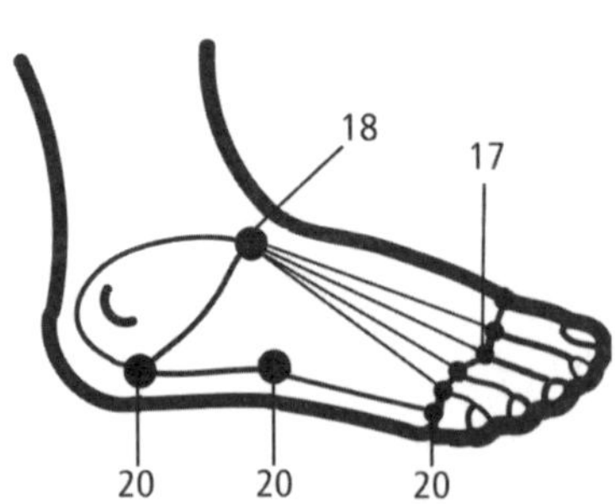

Die Psychozontherapie, auch Energiezonen-Gesundheitsmassage genannt, habe ich 1982/83 bei Johann Gockeln (Auen) kennengelernt und erlernt.

Die Massage ist in ihrer Wirkung eine die Gewebeflüssigkeit ausleitende Behandlung. Mit den Flüssigkeiten bauen sich außer Ablagerungen auch alle möglichen toxischen Stoffe ab, also Gifte, die sich im Körper angesammelt haben und diesen negativ beeinflussen. Da diese Vergiftungen der Organe sich auch auf die nervlich-seelischen Bereiche auswirken können, kann eine davon betroffene Person auch eine schwere Depression entwickeln.

Bei richtiger Anwendung der über einen längeren Zeitraum Flüssigkeit ausleitenden Methode werden die depressiven Zustände allmählich schwächer, und der Patient wird dadurch insgesamt gesünder. Zudem bewirkt die Massage bei vielen Süchten und Störungen – wie Esslust, Alkohol-, Nikotin- und Tablettensucht, Schlafstörungen, Unsicherheit, Hemmungen, Angstzustände, Konzentrationsmangel, Prüfungsangst, klimakterische Beschwerden, körperliche und psychische Störungen, Nervosität, Stress etc. – deutlich positive Wirkung.

Johann Gockeln benannte die von ihm entwickelte Massage zuerst Psychozonmassage. Später nannte er sie Energiezonen-Gesundheitsmassage, um eventuell falsche Vorstellungen, Erwartungen und Auslegungen zu vermeiden.

Bevor mit der Behandlung begonnen wird, sollte sich der Patient bequem hinlegen. Danach beginnt man mit der Elektroakupunktur. Es gibt insgesamt neun über den Körper verteilte Akupunkturpunkte, die den Bedürfnissen entsprechend stimuliert werden (zum Auffinden der Akupunkturpunkte siehe beigefügte Tabelle, Seite 54ff.) Sie sollten jeweils dreißig Sekunden mit dem Elektroakupunkturgerät stimuliert werden. Ist kein Elektroakupunkturgerät oder Punktsucher vorhanden, sollte man mit der Spitze eines Bergkristalls an den beschriebenen Punkten eine Akupressur vornehmen.

Der Masseur setzt sich nun seitlich rechts neben den Patienten. Dann legt er seine linke Hand oberhalb des Schädels in den Bereich der Fontanelle, ohne dabei den Kopf des Patienten zu berühren.

Die rechte Hand legt er auf die Magengrube, um den Solarplexus zu beruhigen. In dieser Stellung verharrt er je nach Nervosität des Patienten zwischen drei und fünf Minuten.

Jetzt beginnt die Arbeit am rechten Fuß in der Reihenfolge, wie beschrieben. Die Reihenfolge der Massage ist mit den Zahlen eins bis fünf über den Zehen gekennzeichnet (siehe Skizze, Seite 56).

Jeder Punkt wird fünfmal mit dem Daumen oder Mittelfinger gedrückt, und jede eingezeichnete Linie wird fünfmal mit Daumen oder Mittelfinger zum nächsten Punkt hin stimuliert.

Mit der Zahl 1 (Psychozonhauptzentrum) beginnend, drückt man fünfmal den Zehenmuskel. Dann zieht man mit dem Mittelfinger fünfmal zum Punkt 2 (Atmungszentrum) hin, drückt diesen wiederum fünfmal, um danach fünfmal zum Punkt 3 (Solarplexus) hin zu massieren. Diesen drückt man ebenfalls fünfmal, um anschließend fünfmal zu Punkt 4 (Ausscheidungszentrum) hin zu massieren, der wiederum fünfmal zu drücken ist, um danach weiter zu Punkt 5 (Entleerungszentrum) hin zu massieren, der gleichfalls fünfmal gedrückt wird.

Das ist der erste Teil in der Reihenfolge der Massage. Wie oben beschrieben werden alle Punkte am Fuß nach der Zahlenangabe in der *Reihenfolge der Massage* am rechten, danach am linken Fuß massiert.

Den nächsten Schritt stellt Nummer 2 dar. Es ist der Punkt 6 (Psychohauptzentrum) an der zweiten Zehe. Er wird, wie beschrieben, fünfmal gedrückt. Danach wird über Punkt 7 (Sehzentrum) zu Punkt 3 (Solarplexus) hin massiert, den man wiederum fünfmal drückt, um auf die gleiche Weise über Punkt 4 (Ausscheidungszentrum) nach Punkt 5 (Entleerungszentrum) hin zu massieren.

Danach bearbeiten wir Zahl 3, den Punkt 8, (Psychohauptzentrum), Punkt 9 (Hörzentrum) und Punkt 10 (Entgiftungszentrum), um wieder über Punkt 4, dem (Ausscheidungszentrum), zu Punkt 5 (Entleerungszentrum) zu massieren und zu drücken, wie oben beschrieben. Die Punkte 4 (Ausscheidungszentrum) und 5 (Entleerungszentrum) werden bei jedem Arbeitsgang von den Zehenkuppen her in der *Reihenfolge der Massage* von 1 bis 5 stets mit bearbeitet.

In der *Reihenfolge der Massage* folgt jetzt die Zahl 4 mit dem Anfangspunkt 11, dem Psychohauptzentrum. Dieses wird wiederum fünfmal gedrückt und fünfmal zum Punkt 10 (Entgiftungszentrum) hin massiert. Punkt 10 wird danach fünfmal gedrückt, und wieder geht die Massage zu Punkt 4, dem (Ausscheidungszentrum), weiter, um mit Drücken und Massieren zu Punkt 5 (Entleerungszentrum) zu gelangen, welcher wie bisher auch fünfmal gedrückt wird.

Jetzt kommt die Zahl 5 mit dem Punkt 12 (Psychohauptzentrum) mit fünfmaligem Drücken und anschließendem Massieren zu Punkt 13 hin (dem Verdauungszentrum), um nach fünfmaligem Drücken zu Punkt 4 (Ausscheidungszentrum) hin zu massieren. Dieser wird fünfmal gedrückt, um weiter zu Punkt 5 (Entleerungszentrum) hin zu massieren, der auch fünfmal gedrückt wird.

An der großen Zehe befindet sich unter dem ersten Zehengelenk zur zweiten Zehe hin, der Punkt 14 (Suchtzentrum). Er ist eine Hilfe zur Abwehr aller Arten von Süchten. Er wird ebenfalls fünfmal gedrückt. Danach wird zu Punkt 13 (Verdauungszentrum) hin massiert, welcher fünfmal gedrückt wird, um zu Punkt 4 (Ausscheidungszentrum) hin zu massieren, über welchen dann nach fünfmaligem Drücken Punkt 5 (Entleerungszentrum) anmassiert und fünfmal gedrückt wird.

Jetzt werden die hinter den Zehen liegenden Entwässerungspunkte (Lymphpunkte) Nummer 17 nacheinander gedrückt und zu Punkt 18 hin massiert. Von dort zieht man um den Mittelfuß herum zu Punkt 19 (Entschlackungszentrum) und weiter zu den Punkten 4 und 5.

Nun massiert man die mit 20 bezeichneten Gelenkzentren, an der kleinen Zehe beginnend zu Punkt 18 (Blockadezentrum) hin, um von dort zu Punkt 19 (Entschlackungszentrum) hin zu massieren. Von dort geht es weiter zu Punkt 4, dem Ausscheidungszentrum, und zu Punkt 5, dem Entleerungszentrum.

Jetzt massiert man die drei Bewegungszentralpunkte (Wirbelsäule) mit der Nummer 21. Dabei beginnt man unterhalb der großen Zehe in Richtung Ferse hin. Von dort zieht der Finger um das Fußgelenk herum zu Punkt 18 hin und weiter zu Punkt 19, dem Entschlackungszentrum. Von dort geht der Finger weiter zu Punkt 4 und 5, dem Ausscheidungs- und Entleerungszentrum.

Damit ist die Arbeit am rechten Fuß beendet. Nun wechselt man zum linken Fuß. Der Ablauf der Massage ist der gleiche wie am rechten Fuß, nur dass beim linken Fuß der Punkt 15, das Antriebszentrum, hinzukommt. Dort jedoch, wo sich am rechten Fuß das Entgiftungszentrum (Leber) zeigt, ist es am linken Fuß das Regenerationszentrum (Milz).

Ist der linke Fuß ebenfalls durchgearbeitet, setzt man wiederum wie am rechten Fuß die Daumen sowie die Mittelfinger der beiden Hände seitlich am Innen- wie am Außenfuß auf die Energiepunkte, sodass die Energie im Körper noch einmal zu kreisen beginnt. Man hält diese Punkte circa zwei bis drei Minuten.

Zum Abschluss der Behandlung folgt die gleiche Massage, wie bei der traditionellen Fußreflexzonenmassage. Beide Füße werden mit beiden Händen über dem Fußrücken liegend gehalten. Die Daumen werden dabei mit einem leichten Druck in die Reflexbereiche des Solarplexus gebracht. Dort sollten sie mindestens dreißig Sekunden lang gehalten werden.

Dies ist notwendig, um die entstandenen statischen Aufladungen abzubauen, die während jeder energetischen Harmonisierung beim Patienten und beim Masseur entstehen.

Der Patient sollte nun noch etwas ruhen, während sich der Masseur unter fließendem Wasser die statische Aufladung der Hände wegspült.

Ich habe diese Massage vorgestellt, da meines Wissens keine schriftlichen Aufzeichnungen davon existieren, und es wäre schade, wenn diese Methode in Vergessenheit geraten würde.

Elektro-Akupunkturpunkte zur Psychozonmassage

Punkt 1: Tui-Tuan
Oberer Lippenrand (Lenkergefäß LG 27)
Indiziert bei Zahnschmerz, Gesichtsmuskelkrampf, Sucht (Suchtpunkt)

Punkt 2: Saho-Chong
Nagelwurzel kleiner Finger (Herzmeridian H 9)
Indiziert bei Angina pectoris, Herzbeschwerden, Verkrampfungen

Punkt 3: Tung-Li
Handansatz, Richtung kleiner Finger (Herzmeridian H 5)
Indiziert bei Herzschmerzen, Herzklopfen, Angst, Hysterie, Bettnässen

Punkt 4: Shao-Hai
Am Ende der Ellenbogenfalte (Herzmeridian H 39)
Indiziert bei Interkostalneuralgie, Depressionen, Ohrgeräuschen, Nackensteifheit

Punkt 5: Zu-San-Li

Dabei wird das Bein im Winkel von 90 Grad gebeugt, man legt die Innenhandfläche auf die Kniescheibe und berührt dann mit der Fingerspitze des Mittelfingers den Akupunkturpunkt M 36. Der Punkt ist allgemein aktivierend, verbessert die Sehkraft.

Indiziert bei Kopfschmerzen, Depressionen, Angst, Herzbeschwerden, Epilepsie

Punkt 6: Yin-Tang

Der Punkt befindet sich zwischen den Augenbrauen. Er hat beruhigende Wirkung.

Punkt 7: Ho-Ku

In der Mulde zwischen den Mittelhandknochen, die zu Daumen und Zeigefinger gehören, befindet sich der Dickdarm-Meridian Di 4. Er ist ein Spezialpunkt für Vitalität.

Indiziert bei körperlicher und seelischer Erschöpfung, bei grünem Star, Schnupfen, Nebenhöhlenentzündung

Punkt 8: Ju-Wie

Der Punkt befindet sich an der Brustbeinspitze, 7 Cun über dem Nabel (Konzeptionsgefäß KG 15).

Indiziert bei Schmerzen in der oberen Brust, bei Herzbeschwerden, Gastritis, mentaler Disharmonie

Punkt 9: Li-Chue

Dabei werden beide Daumen und Zeigefinger gespreizt und ineinandergelegt, der Zeigefinger berührt dabei die Innenhand, Lu 7, den Akupunkturpunkt des Lungenmeridians. Verhilft zur Wiederbelebung bei Ohnmacht.

Indiziert bei schmerzhafter Atmung, Asthma, bronchialen Erkrankungen, Husten

Energiepunkte, die täglich stimuliert werden sollten

Stimulieren	Stimmulationspunkte	Notsituationspunkte
Esslust – Sucht	1. 2. 3. 4	1
Alkohollust – Sucht	1. 4	1
Nikotinsucht – Sucht	1, 2	1
Tablettenmissbrauch	1, 2	1
Schlafstörung	2, 3, 5, 6	6
Depressive Neigungen	2, 3, 4, 9	4
Nervosität – Stress	2, 3, 5	3
Unsicherheit – Hemmungen	2, 3, 4, 7	3
Konzentrationsmangel	2, 3, 5	3
Angstzustände	2, 5, 8	2
Körperliche – psychische Schwäche	2, 3, 4, 7, 9	
Klimakterische Beschwerden	2, 3, 4	2
Prüfungsangst	2, 5, 8	2

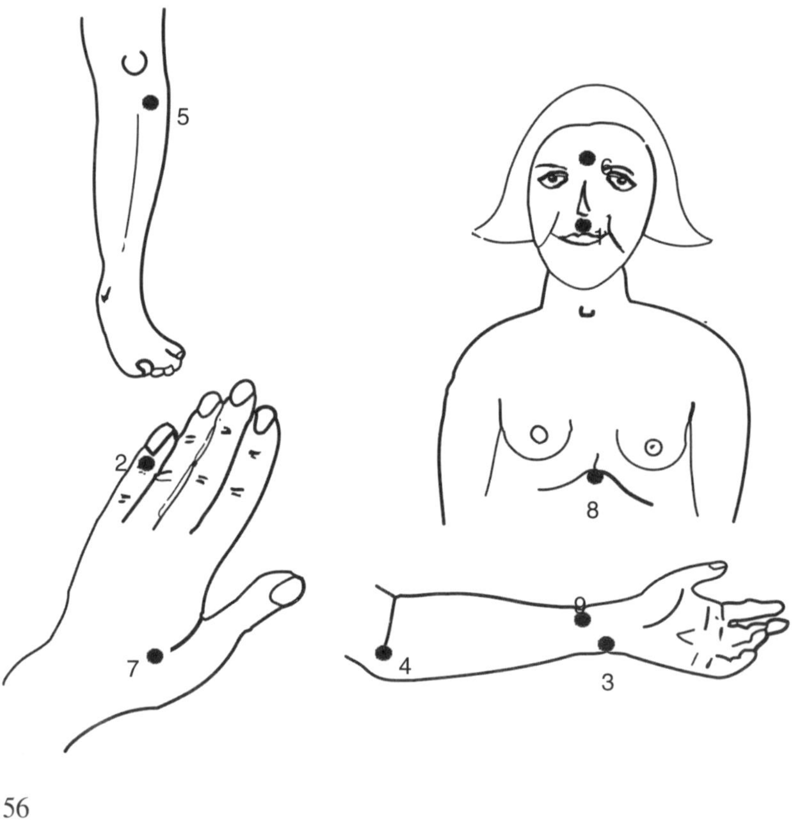

Psycho-Energiemassage

nach *Friedrich Butzbach*

Bei dieser Art der Massage ist es notwendig, auf leichtest möglichen Hautkontakt zu achten. Die empfindlichsten Nervenenden in den oberen Hautschichten nehmen diese Berührungen wahr und leiten die dabei entstehenden Energien in die tieferen Schichten und die ihnen zugeordneten Organe und Gewebe, von wo die ausgelösten Impulse zum Gehirn weitergeleitet werden, um das Unterbewusstsein anzuregen. Dadurch können alle blockierten Probleme ins Bewusstsein geholt werden, um überdacht, verarbeitet und gelöst zu werden.

Probleme verarbeiten heißt, mit dem Partner, einem Freund, einem anderen Nahestehenden bzw. einem Psychiater oder Psychotherapeuten zu sprechen, damit Belastungen gelöst werden und Körper, Geist und Seele gesunden können.

Da diese Massage intensive und tiefgreifende Auswirkungen mit sich bringt, die oft zwei bis drei Tage spürbar sind, ist es vorteilhaft, mit dem Patienten einen Termin für den dritten Tag nach der Behandlung für eine normale Fußreflexzonenmassage zu vereinbaren. Dabei werden negative Reaktionen auf die Fußreflexzonenmassage abgebaut. Nach meiner Erfahrung kommen dabei fast immer Belastungen zur Sprache, die dem Patienten aufgrund der Behandlung bewusst geworden sind. Für den Betroffenen ist es daher wichtig, einen Gesprächspartner zu haben. Ratschläge und Lösungsvorschläge sind dabei weniger wichtig als das Zuhören. Nach Beendigung der Massage stellen die Betroffenen immer eine wesentliche Verbesserung fest oder bringen zum Ausdruck, dass sie sich so wohlfühlen, wie schon sehr lange nicht mehr.

Massagetechnik und Durchführung

Die Massage beginnt wie die traditionelle, normale Fußreflexzonenmassage mit dem Drehen des rechten Fußes. Dabei liegt die Ferse in der linken Hand, die rechte fasst die Zehen und bewegt kreisend den Fuß.

Dabei spürt man im Fußgelenk die Beweglichkeit bzw. die Blockaden, die der Beweglichkeit bzw. den Blockaden in der Hüfte entsprechen. Bei Unbeweglichkeit, Steifheit oder anderen Blockaden dreht sich der Fuß schwer oder bewegt sich eckig.

Danach fasst man die große Zehe mit Daumen und Zeigefinger und beginnt mit einem leichten Drehen, wobei sich die Beweglichkeit im Halswirbelbereich, also im Nacken, zeigt.

Im Anschluss daran bewegt man ebenso die anderen vier Zehen und zupft sie leicht, wobei sie an den Grundgelenken gehalten werden müssen. Diese Lockerungen macht man beim Beginn der Massage an beiden Füßen.

Nun beginnt die Massage mit einem leichten Hautkontakt im Bereich des Nierenreflexes, danach Harnleiter-, Blasen-, und Steißbeinreflex.

Im Anschluss daran massieren wir kreisend mit leichtest möglichem Hautkontakt den Solarplexus von seinem Mittelpunkt ausgehend und größer werdend bis zu der Innen- und Außenseite des Fußes.

Der Finger führt dabei spiralförmig-kreisende Bewegungen aus, die zur Fußinnen- und Fußaußenseite hin immer größer werden, und von dort wieder kreisend zum Mittelpunkt zurückkommen, von wo der Finger immer noch leicht kreisend über den Nieren-, Harnleiter- und Blasenreflex in den Steißbeinreflex geführt wird. Diese Massage wird zweimal nacheinander ausgeführt.

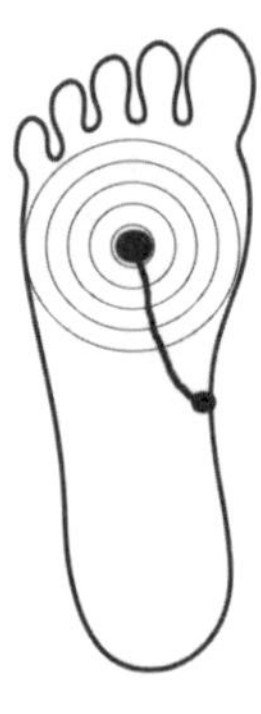

Im Anschluss daran wird mit leichtest möglichem Hautkontakt und abschnittweise jeweils circa dreißig Sekunden der Reflexbereich der Wirbelsäule, beginnend beim Blasenreflex, dann der Steißbeinreflex und zurück über den Blasenreflex zum Solarplexus massiert, den wir wieder von seiner Mitte aus kreisend und immer größer werdend zu den Fußinnen- und Außenseiten hin massieren.

Jetzt massiert man über den Nieren- zum Blasen- und Steißbeinreflex und weiter zum Kreuzbeinreflex hin und dann den gleichen Weg zurück bis zum Solarplexus.

Der Solarplexus ist immer Ende und Anfang der abschnittweisen Massage der Wirbelsäule. Dabei massiert man wieder den Nieren-, Harnleiter-, Blase-, Steißbein- und Kreuzbeinreflex zum Lendenwirbelreflex hin und den gleichen Weg wieder zurück zum Solarplexus, der wie beschrieben massiert wird. Es folgt nun die Massage zurück bis zum Brustwirbelreflex, dann weiter zum Solarplexus und schließlich zum Halswirbelreflex.

Von dort massiert man über den Schilddrüsenreflex direkt zum Solarplexus weiter, setzt dann die Massage über den Wirbelsäulenreflex fort bis zu den Kopfreflexen.

Dort wird mit dem leichtest möglichen Hautkontakt langsam kreisend die Zehenkuppe massiert. Nach etwa dreißig Sekunden wird die Kreisbewegung allmählich zu einer ovalen, elliptischen Bewegung, sodass die große Zehe in ihrer gesamten Länge und Breite berührt wird.

Die Massagezeit sollte etwa eine Minute betragen.

Jetzt wird mit sanftestem Hautkontakt zwei- bis dreimal über den gesamten Wirbelsäulenreflex massiert.

Danach wird erneut, wie bereits beschrieben, der Solarplexus mit dem Ausstreichen bis zum Steißbeinbereich massiert, dann streicht man über den gesamten Wirbelsäulenbereich bis zu den Kopf- und Hirnreflexen hin.

Dort werden im Kopfreflex die Reflexbereiche der Wirbelsäule, der Thymusdrüse und des Schläfenbereichs massiert, seitlich an der großen Zehe zur zweiten Zehe hin, danach zur zweiten Zehe hin zu den Reflexbereichen von Ober- und Unterkiefer.

Danach wird wieder zweimal der Solarplexus massiert.

Jetzt geht man nach dem Ausstreichen über den Nieren-, Harnleiter- und Blasenreflex über den Wirbelsäulenreflex zur großen Zehe hin.

Mit der Fingerkuppe des Mittelfingers der einen und der Fingerkuppe des Zeigefingers der anderen Hand massiert man leicht die Reflexpunkte der Epiphyse und der Hypophyse und hält diese Punkte je nach Notwendigkeit zwischen einer und fünf Minuten.

Danach hält man mit den Mittelfingern beider Hände die Energiepunkte unterhalb des Fußgelenks vor den Mittelfußknochen und setzt beide Daumen am Innenfuß in den Bereich der Halswirbelsäule und am Außenfuß in den Bereich des Schulterreflexes. So hält man diese Energiepunkte mit dem leichtest möglichen Hautkontakt eine halbe bis eine Minute oder – je nach Bedarf und Gefühl – bis zu fünf Minuten.

Jetzt löst man die Daumen sowie die Finger vom Fuß und geht mit ihnen einen halben bis einen Zentimeter vom Fuß weg. In dieser Haltung bleibt man und beobachtet die Hände. Dabei spürt man nach wenigen Sekunden, wie die Energie in den Händen zu kreisen beginnt, wobei der Patient das Gefühl hat, als würden Finger und Daumen immer noch am Fuß anliegen. Nur durch den entstehenden Energiefluss, der sehr entspannend wirkt, spürt er diesen Druck. Das ist ein Höhepunkt der gesamten Massage.

Die Massage des linken Fußes wird genauso durchgeführt!

Das Ende der Behandlung bildet die Massage des Solarplexus und das Ausstreichen der Reflexe von Nieren, Harnleiter und Blase zum Steißbein hin. Wichtig ist, dass anschließend die Füße mit beiden Händen gehalten werden, wobei die Daumen im Reflexbereich des Solarplexus und die Finger auf dem Fußrücken liegen sollten, um die statische Aufladung, die sich während der Massage gebildet hat, aufzulösen.

Zum Abschluss streicht man noch einmal mit beiden Händen über die Schienbeine hoch bis zu den Knien, umfasst dort die Waden und zieht die Waden ohne Druck wieder abwärts zu den Fußgelenken hin. Damit ist diese Energiemassage beendet.

Erfahrungsberichte

Beispiel 1

Eine Frau mit Schmerzen und Lähmungserscheinungen im rechten Arm konnte nach einer derartigen Behandlung einige Tage lang ihren Arm und ihre Hand bei der täglichen Arbeit nahezu schmerzfrei bewegen.

Beispiel 2

Eine Ärztin kam mit ihrem Ehemann zu mir. Der Mann litt unter einer schmerzhaften Schwellung seitlich am Unterkiefer zum Hals hin. Sie berichteten, dass er bereits von seiner Frau sowie zwei anderen Ärzten behandelt worden war. Es konnte jedoch keine Diagnose erstellt werden, worauf ihn ihre Kollegen in die Uni-Klinik einweisen wollten. Da die Ärztin von meiner Behandlungsmethode erfahren hatte, zog sie den Versuch einer Fußreflexzonenmassage vor. Bereits nach einer einzigen Behandlung über den großen Zeh bauten sich die Schmerzen sowie die Schwellung innerhalb von drei Tagen ab. Nach drei Monaten meldete sich die Ärztin telefonisch bei mir und teilte mir mit, dass ihr Mann keine Beschwerden mehr hatte.

Beispiel 3

Eine etwa vierzigjährige berufstätige, alleinerziehende Frau kam gestresst und leicht depressiv zu mir. Nachdem ich sie auf diese Art massiert hatte, erzählte sie, dass sie drei Tage nach der Massage immer wieder grundlos geweint habe. Am Morgen des vierten Tages fühlte sie sich plötzlich auf wunderbare Art wohl. Sie fühlte sich leicht und beschwingt, wie sie es schon lange nicht mehr war. Ferner berichtete sie, dass sie sehr viel träume. Die Träume hatten alle Bezug zu Ereignissen und Vorkommnissen aus ihrem bisherigen Leben. Daneben hatte sie auch Träume, die sie sich nicht erklären konnte und zu denen sie keinen Bezug herstellen konnte. Das Träumen hielt ungefähr eine Woche an, dann verschwand es wieder.

Arteriosklerose und Arterienverkalkung

Arteriosklerose ist eine Erkrankung, deren genaue Ursache noch immer weitgehend unbekannt ist. Sie wird als eine schwere oder starke Gewebeveränderung bezeichnet. Sie bedeutet nicht nur die Verhärtung und Verengung der Arterien oder Schlagadern, sie gilt für alle Blutbahnen, bis hin zu den feinsten Äderchen in unserem Körper.

Zurzeit gilt Arthrose als unheilbare Erkrankung der Blutgefäße, die sich über Jahre oder auch über Jahrzehnte hinziehen kann. Einem Krankheitsstillstand mit kürzeren oder längeren Zeiten folgt oft ein unterschiedlich stärkeres oder schwächeres Fortschreiten der Krankheit. Die Gewebeveränderung der Arterien entsteht durch die Eiweiß-, Fett- und Kalkablagerungen an den Gefäßwänden. Sie können zum totalen Verschluss der Arterien führen. Die Arterie selbst wird dadurch hart und verliert ihre Elastizität, was wiederum zu Bluthochdruck führen kann. Als Ursachen gelten falsche Ernährung, Stoffwechselstörungen, Alkoholmissbrauch, Nikotin und anderes mehr sowie Alterungsvorgänge, wie z.B. der Verschleiß der Organe.

Besonders gefährdete Organe sind die Bauchspeicheldrüse oder der Pankreas, die Milz, Nieren, Augen und das Gehirn. Nach den Feststellungen am Fuß zeigt sich die Arteriosklerose bei vielen Menschen schon in jüngeren Jahren, oft schon vor dem dreißigsten Lebensjahr. Man kann sie im Reflexbereich der Bauchspeicheldrüse als eine Verhärtung ertasten. Eigenartig dabei ist, dass der Behandelte in dem Organ selbst beschwerdefrei ist. Im Laufe der Jahre fielen mir die ungewöhnliche Häufigkeit dieser Verhärtungen auf. Sie verlaufen von einer einzelnen kleinen nervlichen Verknotung oder Verhärtung bis zu einer knochenartigen Verhärtung und Schwellung, dick wie ein Finger, über den ganzen Reflexbereich der Bauchspeicheldrüse. Ich konnte mir das nicht erklären, denn allen, denen ich zu einer Untersuchung der Bauchspeicheldrüse geraten hatte, berichteten, dass die Ärzte immer erklärten, die Bauchspeicheldrüse arbeite normal. Auch andere Reflexzonenmasseure, die ich wegen dieser Verhärtungen fragte, haben ähnliche Erfahrungen gemacht. Sie hatten dafür – wie ich – keine Erklärung, zumal die Massage am Fuß diesen Zustand nicht veränderte.

Dann stellte ich wiederholt fest: Wenn im Reflexbereich der Bauchspeicheldrüse eine Verhärtung auftrat, gab es auch eine mehr oder weniger starke Verhärtung im Reflexbereich des Schädels und des Großhirns.

Das war bei Menschen der Fall, von denen ich wusste, dass sie starke Durchblutungsstörungen hatten oder an Alzheimer litten. Durch die Erfahrung mit diesen Menschen kam mir die Idee, dass die Verhärtung im Reflexbereich der Bauchspeicheldrüse vielleicht mit den Durchblutungsstörungen zu tun haben. Beobachtungen über einen längeren Zeitraum bestätigten diesen Zusammenhang. Die Bauchspeicheldrüse und damit der Bauchspeicheldrüsenreflex weisen schon in jungen Jahren erste Durchblutungsstörungen auf.

Asthma

Asthma ist eine Erkrankung der Atemwege, die durch mehrere Ursachen ausgelöst werden kann, die jedoch bei der nachfolgend beschriebenen Massage ohne Bedeutung sind.

Die Massage beginnt auf dem siebten Halswirbel, danach wird zweieinhalb Zentimeter seitlich, rechts und links, zwischen dem zweiten und dritten Brustwirbel massiert. Die Massage sollte etwa zwei Minuten dauern. Anschließend empfiehlt sich eine leichte Dehnung im Halswirbel- und oberen Brustwirbelbereich. Dies ist aber nicht zwingend notwendig.

Asthma bekämpfende und lindernde Medikamente haben oft unerwünschte Nebenwirkungen. Zudem sind sie häufig kortisonhaltig. Meist handelt es sich dabei um ein Spray, das bei aufkommender Atemnot und Engegefühl in der Brust angewendet wird.

Die von mir behandelten Patienten benötigen dieses Spray bereits nach der ersten Massage deutlich seltener. Eine etwa vierzigjährige Frau musste das Spray täglich drei- bis viermal anwenden. Nach der ersten Massage war sie fünf Tage ohne Atemnot. Danach brauchte sie das Spray nur noch einmal am Tag, bis sie nach sieben Tagen zur zweiten Massage erschien. In den folgenden Wochen benötigte sie das Spray kaum noch. Eine andere junge Frau, die zu mir kam, brauchte das Spray täglich einmal. Bei feuchtem, nebligem Wetter war oft eine weitere Anwendung notwendig.

Bereits nach der ersten Massage brauchte sie das Spray mehrere Wochen nicht mehr. Ebenso verhielt es sich bei einer weit jüngeren Frau, die zwei- bis dreimal in der Woche das Spray anwenden musste. Sie kam nach nur einer Massage längere Zeit ohne Spray aus, ließ sich dann von mir mehrmals behandeln, wonach sie ganz auf das Spray verzichten konnte.

Bei Erkältungen mit Husten und Schnupfen zeigten sich nach einer Behandlung nach meiner Massagemethode ebenfalls positive Veränderungen.

Hoher Blutdruck

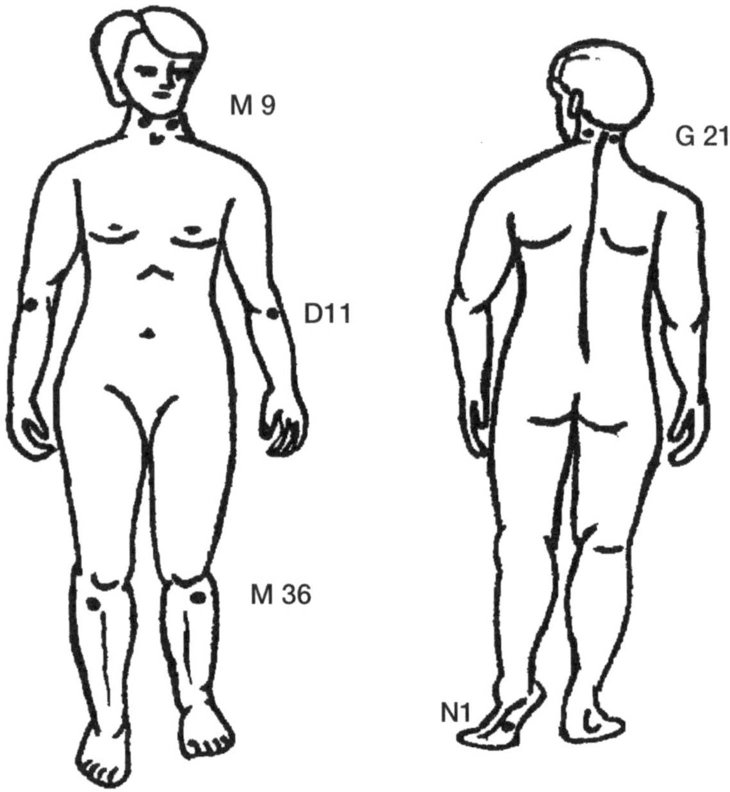

Bei zu hohem Blutdruck kann das Drücken der eingezeichneten Punkte sehr hilfreich sein. Man sollte sie fünf- bis siebenmal jeweils fünf bis sieben Sekunden lang drücken.

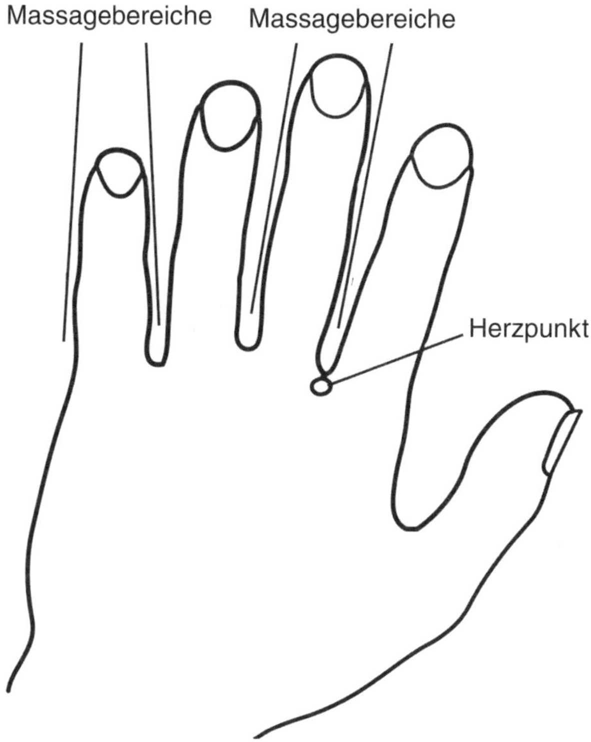

An den Händen sollten die Mittelfinger und die beiden kleinen Finger täglich mehrmals in ihrer Gesamtlänge massiert werden. Danach wird der Herzpunkt, der die Sauerstoffzufuhr zu den Herzkranzgefäßen anregt, zwischen dem Zeige- und dem Mittelfinger circa dreißig Sekunden gedrückt. Ich kenne kein Medikament, das hohen Blutdruck so rasch abbauen kann wie diese Massage.

Beispiel: Ich habe erlebt, dass sich nach einer solchen Massage der Blutdruck nach zehn Minuten um 30 Punkte – von 170/95 auf 140/85 – gesenkt hatte. Er wurde von einem Heilpraktiker während eines Seminars gemessen.

Bronchien

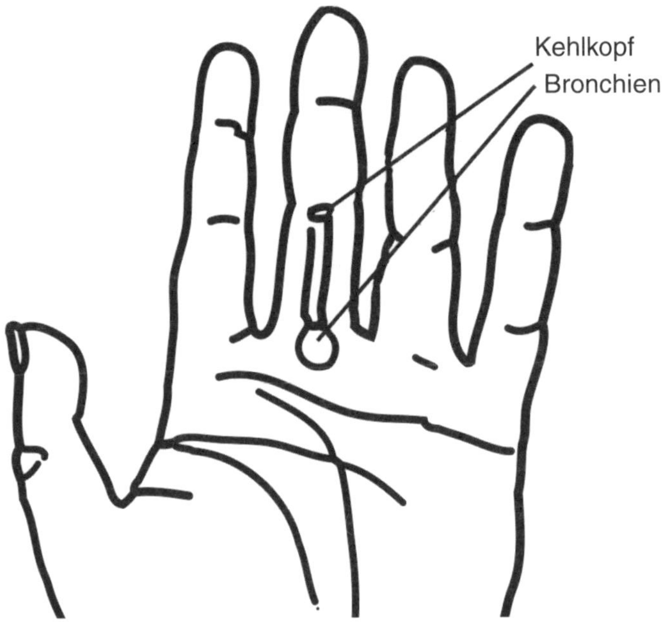

Am ersten Glied des Mittelfingers der Hand befindet sich ein Nervenbereich, über den der Kehlkopf und die Bronchien beeinflusst werden. Bei Bronchitis, hartnäckiger Verschleimung, bei Asthma und auch bei Staublunge wirkt eine regelmäßige, täglich ausgeführte kurze Massage von jeweils einer Minute, morgens, mittags und abends ausgeführt, lindernd.

In Zeiträumen von vierzehn Tagen spüren Personen, die an einer solchen Erkrankung leiden, meist schon erste Verbesserungen.

Bei Asthma und Staublunge werden die Abhustzeiten kürzer. Das Abhusten wird leichter, der Schleim wird blasiger, wodurch die Einnahme von Medikamenten verringert werden kann.

Bei Erkältungen im Bereich des Kehlkopfes und der Stimmbänder verbessert die Massage deutlich die Gesundheit. Außerdem befindet sich am unteren Nagelrand des Daumens, zur Außenseite der Hand hin, der Punkt 11 des Lungenmeridians, über den man Husten, selbst krampfartige Anfälle, stark lindern und beeinflussen kann. Die Massage dieses Punktes wirkt zudem schleimlösend.

Reflexpunkte im Reflexbereich des Dickdarmes

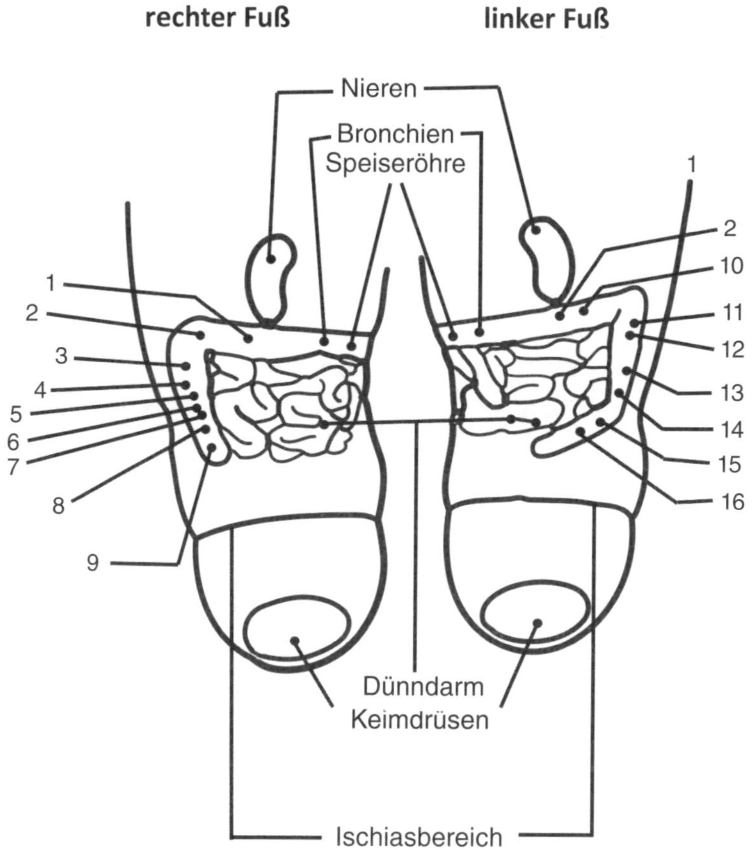

1 Querdarm
2 Schulter
3 aufsteigender Dickdarm
4 Bronchien
5 Magen
6 Augen
7 Ohren
8 Nasen und Nebenhöhlen
9 Schnupfen und Heuschnupfen
10 absteigender Dickdarm
11 Depressionen bauen ab
12 Nieren
13 lindert Schwere in den Beinen
14 Beinen
15 Mastdarm
16 männlicher oder weiblicher Unterleib (Massieren an dieser Stelle verändert starke Menstruationsblutungen und lindert alle damit zusammenhängenden Schmerzen und Krämpfe im gesamten Körper, bis hin zur Migräne)

Reflexbereich des Dickdarms

Bei vielen Erkrankungen wird vermutet, dass die Ursachen im Dickdarm liegen. Von diesem Gedanken ausgehend kam ich zu der Überzeugung, dass über den Reflexbereich des Dickdarms nicht nur der Dickdarm selbst, sondern auch andere Organe erreichbar sind.

Nach einigen Massagen in diesen fünf Bereichen – im rechten Fuß der aufsteigende Dickdarm und der nach links gehende Querdarm sowie im linken Fuß der weiterführende Querdarm, der absteigende Dickdarm und der Mastdarm – kam es zu ersten Reaktion bei einem jungen Mann, der wegen eines Stockschnupfens zu mir gekommen war. Er berichtete, dass er seit fast einer Woche nicht mehr durch die Nase atmen könne.

Ich massierte ihn versuchsweise mit minimalem Druck, jedoch etwas länger als normal, im Reflexbereich des aufsteigenden Dickdarms, wobei ich sehr schnell eine leichte Verhärtung in diesem Bereich spürte, die ich bei Beginn der Massage nicht bemerkt hatte. Als ich diese Verhärtung massierte, sagte der Patient: „Machen Sie bitte hier weiter, in meiner Nase verändert sich gerade etwas. Ich kann wieder durch die Nase atmen."

Nur wenige Tage später erlebte ich bei einer jungen Frau, die mit Erkältung, Schnupfen und Husten zu mir kam, Ähnliches: Ihre Nase wurde frei. Beim Massieren des Querdarms, im Bereich des rechten und des linken Fußes, reagierten bei ihr die Bronchien mit einem leichten Wärmegefühl, was sie als sehr angenehm und erleichternd empfand.

Bei einer Frau, die mit Heuschnupfen zu mir kam, waren die Reaktionen ähnlich. Bei ihr baute sich in den Nasennebenhöhlen ein leichter Druck auf, bei dem sie das Gefühl hatte, aus ihren Nebenhöhlen würde Schleim abfließen. Wie sie sagte, reagierten ihre Augen mit einem leichten Wärmegefühl, das Brennen in ihnen ging zurück und verlor sich während der nachfolgenden Massage völlig. Als ich ihr im Anschluss daran den Reflexbereich des Querdarmes anmassierte, empfand sie auch im Bereich der Bronchien eine leichte Wärme und ein angenehmes Gefühl. Sie wiederholte mit nahezu identischen Worten, was sie schon während der ersten beiden Behandlungen gesagt hatte und bestätigte, dass sie nun tiefer durchatmen könne.

Im Reflexbereich des aufsteigenden Dickdarms befindet sich ein Reflexpunkt, über den man Herpes im Mund- und Nasenbereich erfolgreich anmassieren kann. Der Patient hat das Gefühl, ähnlich wie bei der Massage an der großen Zehe, dass der Mund- und Nasenbereich wärmer wird und dass die Schmerzen bzw. der Juckreiz nachlassen. Auch Probleme mit den Zähnen kann man an fast der gleichen Stelle beruhigend und schmerzlindernd beeinflussen. Besonders lindernd wirkt die Massage unmittelbar nach dem Ziehen eines oder mehrerer Zähne sowie beim Zahnen bei Kleinkindern.

Über den Bereich des abbiegenden Querdarms, beim aufsteigenden sowie beim absteigenden Dickdarm massiert, reagiert die Schulter mit Wärme und einer Linderung der Schmerzen.

Bei zwei Patientinnen machte ich im Reflexbereich des Mastdarms eine für mich erstaunliche Feststellung: Die eine, etwa vierzigjährig, sagte, dass ihr diesmal die Periode große Probleme bereite. Sie habe starke Blutungen und im gesamten Unterleib krampfartige Schmerzen, die sich bis zum Enddarm hinzögen, sodass sie nur widerwillig zur Behandlung gekommen sei.

Bei einer normalen Reflexzonenmassage unterlasse ich während der Menstruation das Massieren in den Reflexbereichen der Gebärmutter und des Eierstocks, um die Blutung nicht noch stärker anzuregen. Ich sprach mit der Frau über den Reflexbereich des Dickdarms. Da sich ihre Schmerzen zum Enddarm hinbewegten, fragte ich sie, ob ich sie diesem Reflexbereich versuchsweise intensiver massieren dürfe. Ich wollte wissen, ob sich dabei ihre Beschwerden bessern würden. Sie stimmte zu, worauf ich sie bat, sich auf ihren Leib zu konzentrieren und mir ihre Wahrnehmung mitzuteilen.

Nun massierte ich den gesamten Dickdarmreflex, den aufsteigenden und den Querdarmreflex am rechten Fuß. Danach massierte ich am linken Fuß den Quer- und den absteigenden Dickdarmreflex. Es kam bei diesen Reflexbereichen zu keiner Reaktion. Beim Massieren des Mastdarmreflexes jedoch empfand sie sehr schnell eine leichte Entspannung im Unterleib, die sich bei der folgenden intensiveren Massage stärker bemerkbar machte. Nach circa einer Minute sagte sie, dass sie keine Schmerzen und Spannungen im Leib und Unterleib mehr habe. Sie habe jetzt wieder das Gefühl, wie sie es immer während ihrer Periode habe. Zudem habe sie das Gefühl, dass der Blutfluss zurückgegangen gegangen sei.

Als sie nach einer Woche zu einer weiteren Behandlung kam, sagte sie: „Nach Ihrer Massage war die Periode wieder so, wie ich sie immer empfunden habe. Die starken Blutungen sind zurückgegangen, und es war, als hätten Sie einen Hahn zugedreht."

Kurz darauf stellte ich eine ähnliche Reaktion bei einer anderen Frau fest. Die etwa fünfzigjährige Patientin rief mich an, um den vereinbarten Massagetermin abzusagen. Sie habe so starke Blutungen, die es ihr nicht ermöglichten, die Wohnung zu verlassen.

Da mich das Resultat der Massage sehr interessierte, bot ich ihr an, sie zu Hause zu massieren, womit sie einverstanden war. Als ich zu ihr kam, machte sie einen völlig erschöpften Eindruck. Ich begann mit einer normalen Fußreflexzonenmassage und massierte danach den Mastdarmreflex, wobei ich den gleichen Effekt wie bei der Massage der anderen Patientin erlebte. Die Schmerzen und Spannungen im Leib ließen sofort nach, und die Frau fühlte sich wieder besser. Dann sagte sie mit nahezu den gleichen Worten wie die andere Patientin: „Es ist, als hätten Sie ein Hähnchen in mir zugedreht. Ich habe das Gefühl, dass die starke Blutung zurückgegangen ist. Auch die krampfartigen Schmerzen sind fast verschwunden."

Am folgenden Tag rief sie mich an und sagte, dass die Periode seit der Massage wieder ganz normal verlaufe und dass sie keine starken Blutungen mehr habe. Auch die Schmerzen seien verschwunden, und ihr Befinden sei mit dem Zustand vor der Massage nicht zu vergleichen.

Diese beiden Erfahrungen bestätigten meine Überzeugung, dass Erkrankungen und körperliche Beschwerden, deren Ursachen im Bereich des Dickdarms liegen, über die Dickdarmreflexe zu beeinflussen sind.

Ab diesem Zeitpunkt massierte ich in diesen Reflexbereichen intensiver und achtete dabei auf die Reaktionen der Behandelten. Bei mehreren Frauen, von denen ich wusste, dass sie vor und während der Menstruation unter Kopf-, Rücken- oder Leibschmerzen sowie anderem Unwohlsein litten, führte ich diese Massage aus, immer mit den gleichen Ergebnissen. Sie alle erwähnten, dass die Beschwerden zurückgegangen oder ganz ausgeblieben waren. Vereinzelt wurde mir gesagt: „Ich fühle mich im Vergleich zu den vorhergegangenen Perioden nur noch minimal belastet, die Menstruation setzt jetzt nahezu unmerklich ein."

Ekzem

Ein persönliches Erlebnis, bei dem der behandelnde Arzt meine Aussage anzweifelte und die Behandlung zunächst ablehnte:

Ein Juckreiz auf der Fußsohle meines rechten Fußes quälte mich sehr. Ich entdeckte im Reflexbereich der Niere ein kleines Ekzem. An den folgenden zwei Tagen hatten sich zwei weitere Ekzeme im Reflexbereich des Harnleiters und der Blase gebildet. Mir war bewusst, dass in diesen Organbereichen etwas nicht in Ordnung war. Da ich aber keinerlei Beschwerden empfand, trank ich Nieren- und Blasentee. Nach einer Woche hatte sich mein Fuß immer noch nicht gebessert. Der Juckreiz jedoch wurde von Tag zu Tag quälender, worauf ich noch mehr von diesem Tee trank. Da auch das nicht half, suchte ich meinen Hausarzt auf. Ich bat ihn um eine Nieren-, Harnleiter- und Blasenuntersuchung. Er hörte mich an, drückte mir rechts und links in die Nierengegend und fragte: „Empfinden Sie hier Schmerzen?“ Als ich verneinte, sagte er: „Dann ist Ihr Nieren- und Blasenbereich in Ordnung.“ Ich bestand jedoch auf einer Untersuchung. Darauf schaute er sich meinen Fuß an und stellte fest: „Ich sehe drei kleine Ekzeme, die, wenn man sie mit einer leichten antibiotischen Salbe behandelt, in wenigen Tagen verschwunden sein müssten.“

Ich bat ihn erneut um eine Untersuchung. Auf meinen Einwand hin, dass er damit wohl die Ekzeme, nicht aber ihre Ursache beseitigen würde, stimmte er schließlich zu. Ekzeme im Reflexbereich Niere, des Harnleiters und der Blase deuten für mich auf eine Erkrankung in einem dieser Bereiche hin. Da ich auf einer Untersuchung bestand, wurden verschiedene Blutentnahmen durchgeführt, und am nächsten Tag musste ich eine Urinprobe abgeben.

Nach zwei Tagen teilte mir der Arzt mit, das Ergebnis der Blutuntersuchung sei, wie vorausgesagt, ohne Befund. Das Ergebnis der Urinuntersuchung einen Tag später lautete: starker Bakterienbefall, gegen den ich dringend Antibiotika nehmen müsse. Ich nahm zehn Tabletten, täglich eine am Morgen und eine am Abend. Danach sollte ich drei Tage warten, um am vierten Tage wieder eine Urinprobe abzugeben. Das Ergebnis: ohne Befund.

Nach Einnahme der fünften Tablette war das erste Ekzem aus dem Bereich des Nierenreflexes verschwunden, am vierten Tag das aus dem des Harnleiterreflexes, und am fünften Tag, nachdem ich bereits neun Tabletten eingenommen hatte, war das Ekzem aus dem Reflexbereich der Blase verschwunden.

Das schließe ich daraus, dass die Ursache, also die Infektion, durch das Antibiotikum beseitigt wurde. Allein durch die Beseitigung der Ekzeme mit einer antibiotischen Salbe wäre deren Ursache jedoch nicht geheilt worden. Interessant ist auch die Reihenfolge des Abbaus der Ekzeme: zuerst das des Nierenreflexes, danach das des Harnleiter- und als Letztes das des Blasenreflexes.

Gürtelrose

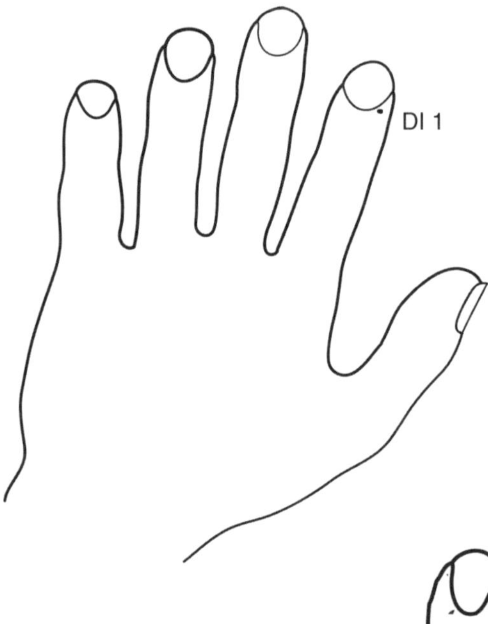

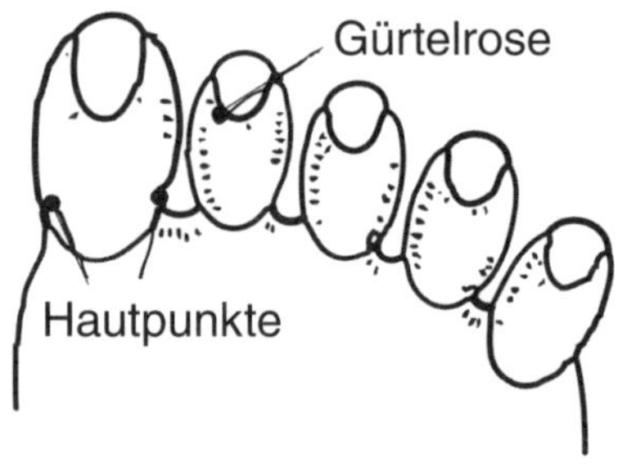

Gürtelrose ist eine sehr schmerzhafte und lang andauernde Erkrankung, die mit einem starken, quälenden Juckreiz verbunden ist. Die meistens zur Abheilung verordneten Medikamente haben oft unerwünschte Nebenwirkungen.

Am Fuß gibt es einen Reflexpunkt, über den man die Durchblutung im Bereich der Gürtelrose so anregen kann, dass in wenigen Minuten Schmerz und Juckreiz zurückgehen. Dazu sollte man dem Behandelten am Nagelrand des Zeigefingers den Reflexpunkt der Gürtelrose zeigen und ihm raten, sich an dieser Stelle immer dann zu massieren, wenn sich Schmerzen oder Juckreiz bemerkbar machen. So kann der Patient zwischen den einzelnen Massagen selbst die Schmerzen lindern. Der Reflexpunkt am Fuß befindet sich in der Biegung des Nagelbettes der zweiten Zehe zur großen Zehe hin. Er ist bei Gürtelrose sehr schmerzempfindlich und deshalb leicht zu finden. Das Gleiche gilt für den Zeigefinger.

Massiert wird dabei auf folgende zwei Arten: Bei der ersten massiert man mit leichtem Druck mit dem Fingernagel des Daumens oder Zeigefingers der rechten Hand. Bei der zweiten massiert man mit ganz leichtem Hautkontakt. Man sollte beide Methoden versuchen, da die Betroffenen unterschiedlich auf den Druck der Finger reagieren.

Werden diese Reflexpunkte richtig und regelmäßig anmassiert, heilt die dabei angeregte Durchblutung in kurzer Zeit und ohne Medikamente jede Form der Gürtelrose.

Halsentzündung und Halsschmerzen

In unseren Mittelfingern befinden sich die Nervenenden, die mit dem Inneren unseres Halses – Mandeln, Kehlkopf, Stimmbänder usw. – in Verbindung stehen. Bei schmerzhaften Erkrankungen in diesen Bereichen bringt eine Massage der Mittelfinger von zwei bis vier Minuten durch die Anregung der Durchblutung eine sofortige Erleichterung.

In den meisten Fällen lassen die Halsschmerzen nach einer fühlbaren Erwärmung im Schmerzbereich nach und setzen nach ein bis zwei Stunden wieder ein. Durch eine erneute Massage lassen die Schmerzen abermals sofort nach. Nun hält die Schmerzfreiheit meistens mehrere Stunden an. Danach treten die

Schmerzen erneut auf, allerdings wesentlich leichter als vorher. Nach einer weiteren leichteren Massage der Mittelfinger lassen dann die Schmerzen in den allermeisten Fällen endgültig nach. Bei Halsentzündungen und Grippe sollte immer der Punkt 67 des Blasenmeridians angeregt werden, der die Körpertemperatur beeinflusst. Er ist seitlich am Außenfuß an der kleinen Zehe.

Am Außenfuß unter dem Fußgelenk befindet sich ein Reflexbereich, in dem die Mandeln, der Kehlkopf, die Bronchien, die Nase und die Augenhöhlen wirksam erreicht werden können. Außerdem befindet sich dort ein Reflexbereich, über den sich die Körpertemperatur (Punkt 57 in der Skizze) durch die Massage, bei der das Immunsystem angeregt wird, bis zu zwei Grad erhöhen kann.

Hinzukommt ein Nervenpunkt, durch den Energien in den Beinen zum Fließen gebracht werden können. Dies wirkt krampflösend in den Beinen und Füßen (Punkt 55 der Skizze).

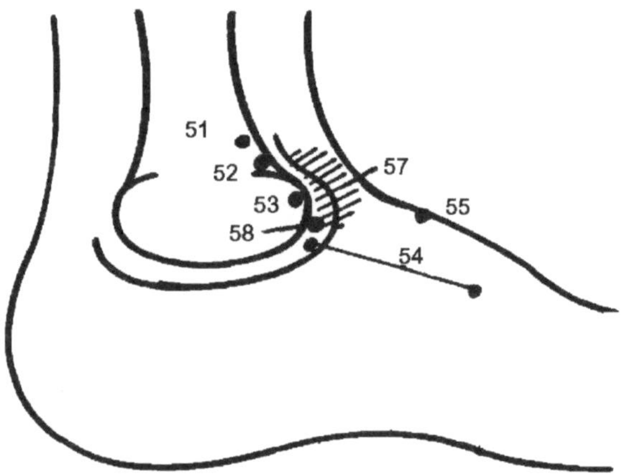

Punkte	Bezeichnung
51	Mandeln
52	Kehlkopf
53	Bronchien
54	Augenhöhle
55	löst nervliche Blockaden und kann Krämpfe in den Beinen und Füßen lösen
57	Die Massage in diesem Bereich erhöht die Körpertemperatur um ein bis zwei Grad
58	Nase

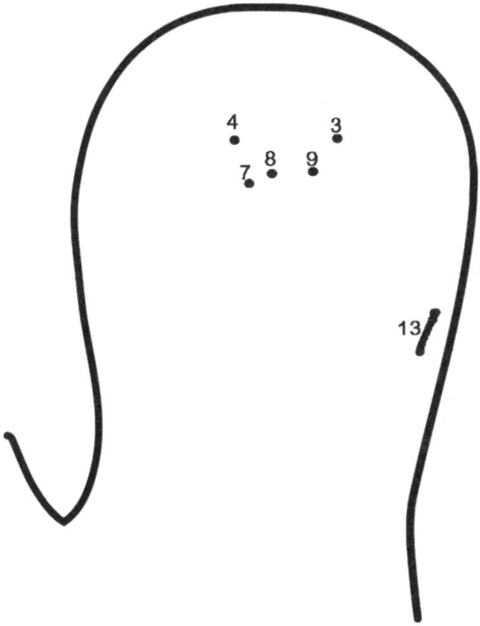

Punkte	Bezeichnung
3	Nase
4	Nasennebenhöhle, Stirnhöhle
7	Kehlkopf
7	Stimmbänder
9	Mandeln
13	Thymusdrüse

Jeder Punkt sollte mit leichtem Hautkontakt bis zu 30 Sekunden massiert werden.

Hautpunkte

Rechts und links an der großen Zehe befindet sich je eine Stelle direkt unter dem ersten Zehengelenk, über die man die Durchblutung der Haut – dem größten Organ – anregen kann. Wenn man beide Stellen zugleich mit dem Mittel- und Zeigefinger mit leichtem Druck und ganz kurzen Bewegungen massiert, beginnt die Haut zu reagieren.

Meistens beginnt es mit einem leichten Kribbeln, dem dann eine spürbare Wärme folgt. Zuerst reagiert die Haut dort, wo sie belastet ist. Danach breitet sich die Wärme fast immer über den ganzen Körper aus, vom Kopf, über die Hände bis hin zu den Füßen. Es fühlt sich an, als käme die Wärme von außen. Behandelte sagen oft übereinstimmend, es sei ein Gefühl, als säße man in der Sonne, und der Körper sei kühl, nur die Haut sei warm. Der Behandelte verspürt meistens während der Massage einen leichten Schmerz an beiden Seiten der Zehe.

Diese Massage ist eine sehr gute Hilfe für Kleinkinder. Ich habe wiederholt erlebt, wie wunde Stellen, Rötungen im Nässebereich oder Milchschorf schon nach den ersten Behandlungen zurückgegangen sind. Selbst hartnäckiger, über längere Zeit vorhandener Ausschlag ging nach nur wenigen Massagen zurück.

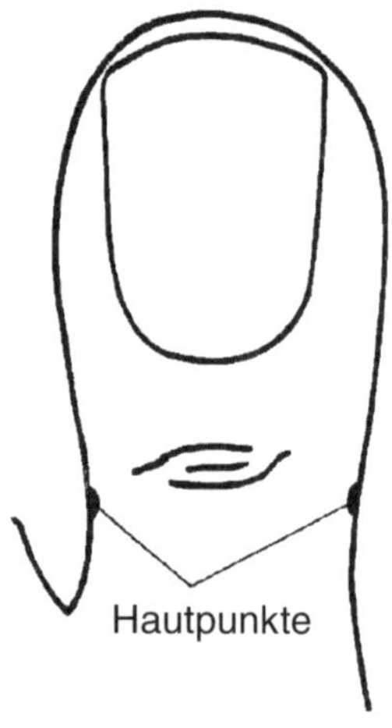

Herpes

Herpes im Lippen- und Mundbereich ist sehr unangenehm und schmerzhaft. Er ist zudem ansteckend und kann zum Beispiel über Gläser oder Tassen, beim Partner durch Mundberührung usw. übertragen werden. Betroffene, die schon einmal Herpes hatten, bekommen ihn meistens immer wieder.

An der großen Zehe befinden sich der Reflexbereich der Zunge und die Bereiche der Lippen dicht nebeneinander. Massiert man diese Reflexbereiche, wird die Durchblutung im gesamten Mundbereich angeregt. Schon nach weniger als einer Minute gehen die Beschwerden zurück.

Dann massiert man die beiden Hautpunkte am ersten Zehenglied der großen Zehe. Fast immer löst dies ein Wärmegefühl im Mundbereich aus, und auch die Schmerzen lassen dabei nach.

In einem Zeitraum von vierundzwanzig Stunden bauen sich die Entzündungen nach einer solchen Anregung der Durchblutung fast immer ab. Erstaunlich dabei ist, dass sich die Entzündung nach der Behandlung nur noch selten wiederholt.

Parkinson

Bei Personen, die an Parkinson erkrankt sind, können Energiemassagen über einen längeren Zeitraum leichte Besserungen bewirken. Am Ende jeder Energiemassage wird der Energiekreislauf über die beiden Punkte rechts und links vor dem Mittelfußknochen angeregt. Nach Möglichkeit lässt man die Energie mindestens einmal durch den Körper kreisen. Den Abschluss bildet dabei die Massage der Punkte eins, zwei und drei an der großen Zehe. Die Massage sollte zwischen zwei und drei Minuten dauern.

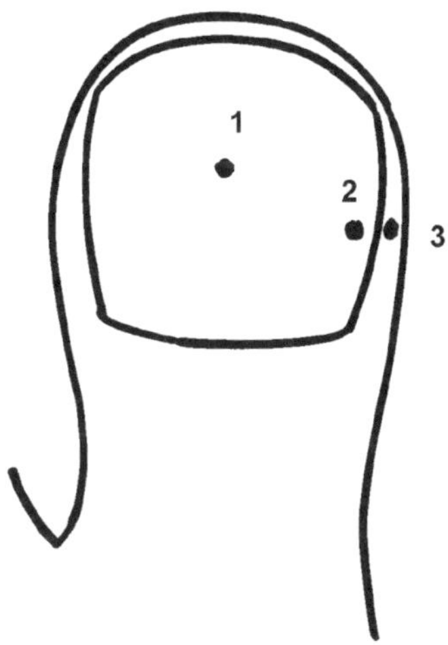

Reisekrankheit

Viele Menschen leiden unter Beschwerden beim Reisen. Sie nehmen Tabletten oder Tropfen ein, um die Zeit der Reise möglichst beschwerdefrei zu überstehen und sie genießen zu können. Die Nebenwirkungen solcher Tabletten oder Tropfen sind jedoch in vielen Fällen für den Organismus belastend und bringen somit neue Nachteile mit sich. Diese Belastungen lassen sich jedoch mit einer unglaublich einfachen Art vermeiden. Man faltet eine Zeitschrift oder Zeitung, sodass sie gut unter den Pullover oder die Jacke über den Leib bis unter die Brust in den Hosenbund geschoben werden kann. Damit wird der Solarplexus abgeschirmt. Der Solarplexus ist ein Nervenknoten, der sich hinter dem Magen zur Wirbelsäule hin befindet. Sein Name steht für die Sammelbezeichnung der vegetativen Nervengeflechte in der Wand des Magen-Darmtrakts.

Die Wirkung lässt sich folgendermaßen erklären: Durch die eingelegte Zeitschrift oder Zeitung werden die in jedem Fahrzeug auftretenden Schwingungen und Vibrationen – vom Blech und Motor verursacht – gedämpft oder neutralisiert und können den ungeschützten Solarplexus nicht mehr treffen, dessen Nervengeflechte sich jetzt nicht mehr verkrampfen. Im ungeschützten Zustand lösen die Schwingungen Unwohlsein bis hin zum Erbrechen aus.

Beispiel: Ein drei Monate alter Junge begann immer, wenn er mit seinen Eltern im Auto unterwegs war, nach spätestens drei Minuten zu schreien und beruhigte sich erst wieder, wenn das Fahrzeug zum Stehen kam. Die Mutter fragte mich, welche Ursache dies haben könnte. Ich erklärte ihr, dass der Kleine wahrscheinlich unter der Reisekrankheit leide, und riet ihr, es mit der „Zeitungsmethode“ zu versuchen. Nachdem die Mutter dem Jungen eine Zeitung unter sein Jäckchen – nicht auf die Haut! – gelegt hatte, war das Kind während der Autofahrten still und zufrieden. Da der Vater nicht glauben konnte, dass dies die Zeitungsmethode bewirkt habe, ließen sie bei der nächsten Fahrt die Zeitung weg. Nun stellten sie fest, dass das Kind bereits nach 300 Meter Fahrt zu schreien begann. Daraufhin schoben sie die Zeitung wieder unter das Jäckchen, worauf sich das Kind schon nach kurzer Zeit beruhigte.

Die Methode zeigt, welch einfache Mittel eine derart nervlich belastende Situation erleichtern können. Aus meiner Praxis weiß ich, dass die Methode selbst bei einem kleinen Hund erfolgreich angewendet wurde.

Schwangerschaft

Viele Beschreibungen der Fußreflexzonenmassage vertreten die Auffassung, dass man während einer Schwangerschaft auf eine Fußreflexzonenmassage verzichten sollte. Diese Auffassung kann ich nicht teilen. Nach meiner Erfahrungen ist eine Fußreflexzonenmassage in der Schwangerschaft sogar sehr hilfreich.

In den vielen Jahren, in denen ich mit meiner Methode der Fußreflexzonenmassage arbeite, kamen immer wieder Frauen zu mir in die Behandlung, die den Wunsch hatten, schwanger zu werden, bei denen es aber bisher aus unbekannten Gründen nicht zu einer Befruchtung gekommen war. Manche hatten bereits eine Fehlgeburt. Bis auf wenige wurde diesen Frauen durch die Anregung der Durchblutung über die Fußreflexzonen der Wunsch nach einer Schwangerschaft erfüllt. Das führte bei mir zu der Überzeugung: Wenn man mit der Fußreflexzonenmassage die Möglichkeit hat, einen Körper so zu stimulieren, dass es zu einer Befruchtung und erfolgreichen Schwangerschaft kommt, kann eine Behandlung auch während der Schwangerschaft keinen Schaden auslösen, sondern der Schwangerschaft nur von Nutzen sein. Das hat sich bei jeder von mir behandelten Schwangeren auch bestätigt. Mehrere Dankschreiben, die ich nach der jeweiligen Entbindung erhielt, belegen dies. Darin berichten die Frauen unabhängig voneinander, aber übereinstimmend von einer leichten und schönen Schwangerschaft und Geburt.

Als Beleg seien drei Fälle von Schwierigkeiten in Schwangerschaften angeführt, die durch die Reflexzonenmassage behoben wurden.

Zur ersten Schwangerschaft: Hier setzten bei der Frau im sechsten Monat vorzeitig Wehen ein, die nach den ersten Reflexzonenbehandlungen zurückgingen und bereits nach der dritten Behandlung verschwunden waren.

Bei den beiden anderen Frauen schloss sich am Anfang der Schwangerschaft der Muttermund nicht, sodass die Gefahr einer Fehlgeburt bestand und die Frauen deswegen überwiegend liegen mussten.

Bei einer dieser Frauen verlief der Beginn der zweiten Schwangerschaft wie bei der ersten, bei der sich über die gesamte Zeitspanne von neun Monaten der Gebärmuttermund nicht schließen wollte. Sie erlebte die erste Schwangerschaft fast nur liegend. Nach der dritten Massage schloss sich bei dieser Frau der Muttermund, sie fühlte sich wohl, konnte die noch verbliebene Zeit bis zur Entbindung ganz normal erleben und musste nicht mehr liegen.

Bei den Fußreflexzonenmassagen während einer Schwangerschaft sollten jedoch unbedingt die Reflexbereiche der Gebärmutter und die des Eierstockes nicht massiert werden, da es dadurch zu Übelkeit kommen könnte und vorzeitig Wehen ausgelöst werden könnten. Übelkeit, Unwohlsein, schmerzhafte Verkrampfungen und nervöse Zustände, bedingt durch die Schwangerschaft, können über den Reflex des Enddarmbereichs positiv beeinflusst und abgebaut werden. Sie lösen Beschwerden oft schon nach der ersten Massage.

Da viele Reflexologen diese Methode nicht kennen, ist es verständlich, dass sie von einer Fußreflexzonenmassage während der Schwangerschaft abraten. Bei richtiger Ausführung der Massage sprechen die Frauen jedoch immer von einer guten und schönen Schwangerschaft und berichten überwiegend, dass die Geburt leicht verlaufen sei.

Nach meiner Erfahrung bewegt sich das Kind im Mutterleib bei der Massage der kleinen Zehe der Mutter immer etwas mehr als normal. Bei Gesprächen mit mehreren Hebammen habe ich erfahren, dass diese oft vor der Entbindung den kleinen Zeh akupunktieren oder moxen. Auf meinen Vorschlag hin, es einmal mit einer Massage der kleinen Zehe zu versuchen, da sich das Kind dadurch spürbar stärker bewegen würde, berichteten verschiedene Hebammen, dass sich das Massieren bei der Entbindung sehr positiv auswirke und dass sich Kinder dadurch aus der Steiß- oder Querlage zum Geburtskanal hin gedreht hätten und somit ein Kaiserschnitt vermieden werden konnte. Zwei Hebammen teilten mit, dass sie sogar noch im Kreissaal massiert haben. Zudem berichteten sie, dass sich durch die Massage des Enddarmbereichs am Fuß die Nachgeburt schneller und leichter lösen würde.

Stärkung der Sehkraft

Eine zweiundvierzigjährige Frau kommt zur Massage und sagt: „Als Kleinkind wurde ich an beiden Augen wegen grauen Stars operiert. Deshalb bin ich heute stark sehbehindert. Seit Kurzem befindet sich im Sehfeld meines linken Auges ein dunkler Fleck, der sich von der Nasenseite her in den halben Sehbereich ausdehnt. Der behandelnde Augenarzt erklärte, dass es sich um einen Blutstropfen handle. Daran könne man leider nichts ändern. Aufgrund der Netzhautablösung werde ich in absehbarer Zeit erblinden."

Da sich die Patientin mit dieser Diagnose nicht abfinden wollte, hat sie sich mit der Augenklinik in Frankfurt/M. in Verbindung gesetzt und zwei Wochen später einen Untersuchungstermin bekommen. Bis dahin wollte sie sich mit der Fußreflexzonenmassage behandeln lassen.

Ich massierte die Augenreflexpunkte unter der zweiten Zehe, seitlich am Außenfuß vor den Gelenkknochen in Richtung auf die kleine Zehe zu und etwas intensiver im Bereich des ersten Drittels der großen Zehe. Nach der zweiten Behandlung löste sich der dunkle Fleck im Auge auf, allerdings wurde das erhalten gebliebene Sehfeld trüber, wodurch sie noch weniger erkennen konnte.

Dann fand der Termin in der Augenklinik statt. Bei der ersten Untersuchung stellte man einen Augeninnendruck mit dem Wert 1 fest. Die Ärzte an der Klinik gaben ihr für die Erhaltung des linken Auges bei einer Operation mit diesem geringen Augeninnendruck keine Chance. Sie erklärten, dass die Wahrscheinlichkeit einer Schrumpfung des Auges während der Operation mehr als 95 Prozent betrage. Daher werde sie mit großer Wahrscheinlichkeit mit einer Prothese aus der Narkose erwachen. Sie wollte sich aber auch mit dieser Diagnose nicht abfinden und bat mich, nach einer Möglichkeit zu suchen, mit der der Augeninnendruck höher würde. Ich tastete sorgfältig die Reflexbereiche ihres Fußes ab. Dabei war jedoch keine Reaktion im Augenbereich erkennbar. Da sie sehr nervös und gestresst war, massierte ich den Reflex des Solarplexus, um sie etwas zu beruhigen. Während der Massage lag ihre Ferse in meiner linken Hand.

Meine rechte Hand umfasste den vorderen Fußbereich, während der Daumen im Solarplexusreflex massierte. Dadurch bewegte sich der gesamte Fuß, und ich massierte unbewusst die Achillessehne, dort, wo sie mit dem Fersenbein verwachsen ist. Plötzlich reagierte ihr erkranktes Auge. Die Patientin sagte bei der Massage, sie habe das Gefühl, ihr Auge würde sich aufblähen, so, als würde es dicker werden. Es sei ein sehr angenehmes Gefühl, das sich über das gesamte Auge ausdehnte. Sofort suchte ich über die Achillessehne aufwärts bis zur Höhe des Fußgelenks nach dem betreffenden Punkt. An der Stelle, an der der Gelenkknochen am dicksten ist, fand ich einen zweiten Reflexpunkt, über den das Auge angenehm reagierte. Dieser fühlt sich an wie eine Rille quer über die Achillessehne. Die Reaktion war ebenso angenehm wie am Fersenbein. Aber es kam noch ein anderes Gefühl hinzu: Es begann in der Augenmitte und bewegte sich in Richtung Ohr. Beim weiteren Suchen zeigte sich etwa anderthalb Zentimeter höher, in Richtung zur Kniekehle hin, ein dritter Reflex, ebenfalls eine Rille, bei der das Auge ähnlich reagierte, nur dass die Reaktion im Auge sich in der Richtung zur Nase hin bewegte. Das weitere Suchen über die Achillessehne erbrachte dann keine neuen Erkenntnisse mehr.

Nach einer sehr intensiven Massage dieser drei Punkte fand am Tag darauf bei einem Optiker eine Untersuchung des Augeninnendrucks statt, der mit Erstaunen eine Steigerung des Augeninnendruckes um fast drei Punkte auf knapp 4 feststellte. Nach der vier Tage später erfolgten Reflexmassage über diese Punkte war der Augeninnendruck mittlerweile auf über vier Punkte angestiegen. Der Druck erhöhte sich nach weiteren Massagen bis auf sieben Punkte. Bei den nachfolgenden Behandlungen pendelte er sich dann zwischen 6 und 7 ein, blieb konstant und erhöhte sich am Tag der Operation nach der letzten Massage auf fast neun Punkte. Gemessen wurden diese Werte in der Augenklinik in Frankfurt/M.

Die Ärzte, die über den raschen Anstieg des Augeninnendrucks sehr erstaunt waren, erklärten der Patientin, dass bei diesem Augeninnendruck eine Operation ohne Probleme möglich sei. Die Operation war dann tatsächlich sehr erfolgreich, und das Auge konnte erhalten werden. Die von mir gefundenen Reflexe an der Achillessehne wende ich bei meinen Reflexzonenmassagen immer wieder an. Die so behandelten, insbesondere älteren Menschen fragen immer wieder: „Kann es sein, dass ich durch Ihre Massage wieder etwas besser sehen kann?" Das zeigt, dass sich nicht nur der Augeninnendruck normal entwickelt, sondern dass sich durch die Massage das Sehen allgemein positiver beeinflussen lässt als über die in der Reflexzonenmassage am Fuß bekannten Punkte.

Fazit: An der Achillessehne unserer Füße befinden sich drei Reflexpunkte. Es sind Rillen wie an unseren Fingern, über die mit einer Massage die Durchblutung der Augen positiv angeregt werden kann. Diese Anregung hat verschiedene positive Auswirkungen: Sie verbessert die allgemeine Sehkraft, und dies oft schon nach den ersten Behandlungen. Die Behandelten sprechen oft von einem verbesserten Sehvermögen. Sie berichten, dass sie Farben und bunte Lichter klarer und deutlicher sehen und besser lesen können. Selbst ältere Menschen, die ich über mehrere Wochen behandelt habe, stellten Verbesserungen beim Sehen fest. Das Interessanteste aber betrifft den Augeninnendruck: Dieser verändert sich durch die Behandlung und wird ganz normal. Dabei ist es unerheblich, ob der Augeninnendruck zu hoch oder zu niedrig ist, d.h., ein zu hoher Augeninnendruck wird niedriger, während ein zu niedriger höher wird.

Die positiven Veränderungen des Augeninnendrucks wurde bei dieser Patientin von einem Optiker und mehreren Augenärzten der Frankfurter Augenklinik festgestellt. Ferner wurde der Verlauf der Heilung von den behandelnden Ärzten als erstaunlich gut bezeichnet, besonders die mit der Operation verbundenen Blutergüsse wurden nach ihren Aussagen erstaunlich rasch abgebaut.

Da die Patientin durch die Erkrankung ihrer Augen stets unter ärztlicher Kontrolle war, kann man anderthalb Jahre nach ihrer Operation zweifelsfrei feststellen, dass die behandelnden Ärzte mit dem Verlauf der Heilung und dem konstanten Augeninnendruck über die Maßen zufrieden, ja sogar begeistert davon waren und der Patientin empfahlen, sich unbedingt weiterhin mit Fußreflexzonenmassage behandeln zu lassen.

Erfahrungsbericht

Eine von mir behandelte Frau erzählte, als sie zu mir kam: „Ich bin vor einem halben Jahr mit dem rechten Fuß umgeknickt. Dadurch habe ich mir einen Abriss der Achillessehne zugezogen. Bei einer Operation konnte sie wieder befestigt werden und ist nun gut verheilt.“ Sie fragte, ob sich die Operation auf ihre Sehkraft ausgewirkt haben könnte, was ich bejahen musste. Einen Zusammenhang mit dieser Verletzung hätte ich mir vorher niemals vorstellen können. Erst aufgrund meiner Erfahrung wurde mir durch ihre Frage bewusst, dass sich ihre Sehkraft tatsächlich verändert hat. Sie brauchte eine stärkere Brille, was ich aber vorher nicht mit dieser Verletzung in Verbindung gebracht hätte.

Massage der Achillessehne

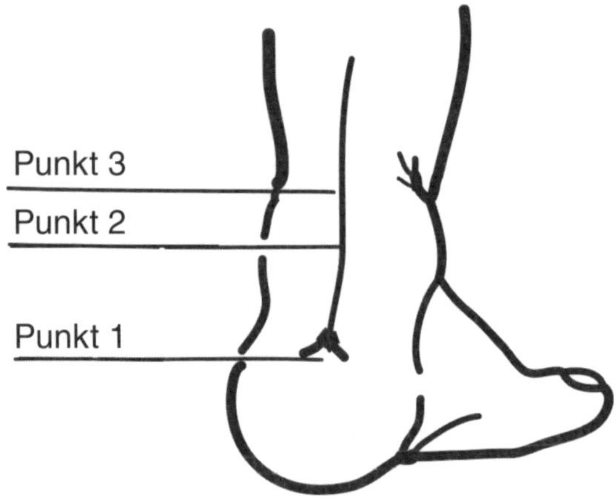

Punkt 1: An der Stelle, an der die Achillessehne angewachsen ist
Punkt 2: In der Höhe der Mitte der Gelenkknochen
Punkt 3: Circa 1 ½ cm über der Mitte der Gelenkknochen

Warzen

Auch Warzen können ein Hilferuf des Körpers sein, zwar nicht alle, aber jene, die wir plötzlich irgendwo am Körper bemerken, wo vorher keine waren.

Beispiel 1
Ein achtundfünfzigjähriger Mann kam wegen anhaltender Kopfschmerzen zur Massage. Im Refexbereich der Hypophyse an den großen Zehen war er sehr schmerzempfindlich. Als ich ihn darauf aufmerksam machte, dass dies der Hypophysenreflex sei, sagte er, er sei wegen seiner Kopfschmerzen in der Mainzer Uniklinik gewesen. Dort habe man ihm mitgeteilt, die Ursache seiner Kopfschmerzen sei die Hypophyse, wahrscheinlich müsse er daran operiert werden. Er solle in acht Wochen zu einer weiteren Untersuchung kommen.

Nach der Massage zeigte ich ihm an der Hand den Reflexpunkt der Hypophyse seitlich an der Fingerkuppe des Zeigefingers. Ich riet ihm, er solle sich in diesem Reflexbereich selbst öfter massieren. Zu meiner Überraschung zeigte er mir genau in der Mitte dieses Reflexes eine starke Warze. Ich fragte ihn, ob diese schon immer dort gewesen sei.

Er wusste aber nicht genau, seit wann er sie hatte. Ich brachte diese Warze mit der Erkrankung der Hypophyse in Verbindung und bat ihn, sich täglich mehrmals die seitliche Fingerkuppe zu massieren. Er kam nach diesem Gespräch sechs Wochen regelmäßig zur Fußreflexzonenmassage, und auch selbst massierte er sich täglich an der Fingerkuppe. In der sechsten Woche war die Warze, die bereits merklich kleiner geworden war, verschwunden und mit ihr auch die quälenden Kopfschmerzen. Bei der nachfolgenden Untersuchung in der Uniklinik in Mainz erklärte ihm der untersuchende Arzt, er könne keine Ursache für eine Operation finden. Er möge in etwa einem Jahr noch einmal zu einer Nachuntersuchung in die Klinik kommen.

Beispiel 2

Bei einem älteren Mann spürte ich Verkrampfungen beim sechsten und siebten Halswirbelreflex.

Er empfand dabei einen leichten Schmerz im Fuß. Ich massierte ihn an dieser Stelle etwas intensiver und beobachtete ihn bei den Massagen. Da er im Halswirbelbereich über leichte Schmerzen klagte, die sich durch die Behandlung nicht veränderten, empfahl ich ihm, einen Chiropraktiker zu konsultieren. Entgegen meinem Rat suchte er jedoch keinen Facharzt auf.

Kurz darauf fragte er mich während einer Behandlung, was die Ursache der Warze in der Nabelregion sein könnte, die er dort vorher nicht bemerkt hatte. Sie lag circa zwei Zentimeter seitlich und einen Zentimeter unterhalb des Nabels auf dem fünfzehnten Akupunkturpunkt des Nierenmeridians. Über diesen Punkt kann die Wirbelsäule beeinflusst werden. Nachdem ich ihm dies erklärt hatte, konsultierte er einen Facharzt, der die Wirbelsäule, insbesondere den Halswirbelbereich, wieder einrenkte. Innerhalb von vier bis fünf Wochen bildete sich die Warze zurück und verschwand gänzlich.

Beide Fälle zeigen, dass man plötzlich erscheinenden Warzen Beachtung schenken sollte, was aber viele Ärzte nicht so sehen. Meist entfernen die Mediziner die Warzen, ohne nach der Ursache ihrer Entstehung zu suchen.

Beispiel 3

Eine etwa fünfzigjährige Frau hatte im Reflexbereich der Augen auf der Achillessehne am rechten wie am linken Fuß zum Außenfuß hin je eine Warze. Sie sagte, dass sie sich nicht mehr daran erinnern könne, seit wann sie sie schon habe. Ich vermutete, dass die Warzen mit ihren Augen zu tun haben, da die Dame eine starke Brille trug. Ich erwähnte, dass ich schon Menschen, deren Brillen eine höhere Dioptrienzahl aufgewiesen hatten, massiert habe. Keiner dieser Patienten hatte eine Warze in einem der Augenreflexe. Die Frau war als kleines Kind an beiden Augen operiert worden. Sie hatte keine Kontrolle über ihre Augenmuskeln und schielte sehr stark. Weiter sagte sie, dass diese Warzen vor allem in neuen Schuhen sehr schmerzhaft seien und dass sie deshalb schon des Öfteren daran gedacht habe, die Warzen entfernen zu lassen. Ich riet ihr davon ab, da sich sonst vielleicht andere Beschwerden einstellen könnten, weil die Ursache bisher nicht bekannt sei. Diese könnte in den Vernarbungen liegen, die durch die Operation der Augenmuskeln entstanden seien.

Die Patientin hätte die Warzenbildung niemals mit ihrer Augenoperation in Verbindung gebracht. Mir zeigte dies erneut, dass Warzenbildungen, ganz gleich, wo sie sich am Körper befinden, Ursachen haben, nach denen es sich zu suchen lohnt.

Die Wirbelsäule und ihre Verbindungen zu den Geweben, Drüsen, Organen

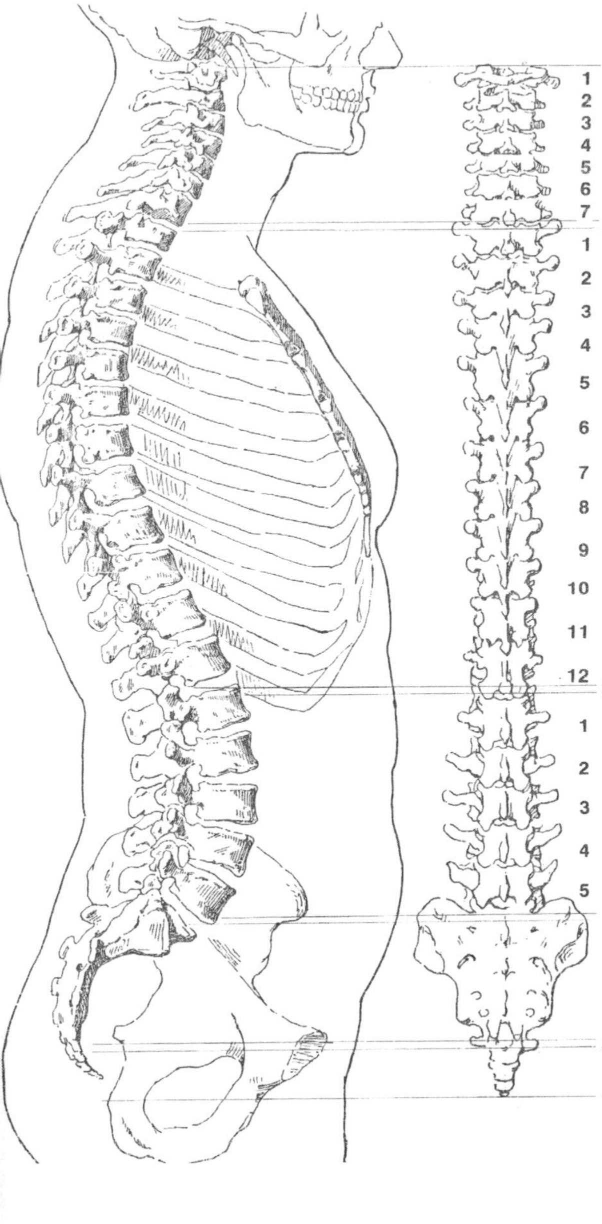

Halswirbel:

1 Schädel, Gesicht, Blutzufuhr, Kopf, Gehirn, Ohren, Sympathikus
2 Gesichtshöhlen, Augen, Stirn, Zunge, Sehne
3 Wangen, Zähne, Ohren, Gesichtsknochen
4 Mund, Lippen, Nase, Ohrtrompete
5 Stimmbänder, Rachenhöhle, Halsdrüsen
6 Halsmuskeln, Mandeln, Schulter
7 Schulterschleimbeutel, Ellenbogen, Schilddrüsen

Brustwirbel:

1 Unterarm und Hand, Luftröhre, Speiseröhre
2 Herzklappen, Herzkranzgefäße
3 Brustkorb, Lungen, Brüste, Bronchien
4 Gallenblase und Gallengänge
5 Leber, Blut, Sonnengeflecht
6 Magen
7 Zwölffingerdarm, Bauchspeicheldrüse
8 Milz, Zwerchfell
9 Nebennieren
10 Nieren
11 Harnröhren und Nieren
12 Dünndarm, Eileiter, Blutkreislauf

Lendenwirbel:

1 Dickdarm
2 Bauch, Appendix, Oberschenkel, Blinddarm
3 Geschlechtsorgane, Blase, Knie
4 Ischias-Nerv, untere Rückenmuskeln, Prostata
5 Bein, Fußknöchel, Fuß, Hüfte, Gesäß, Mastdarm, After

Kreuzbein

Steißbein

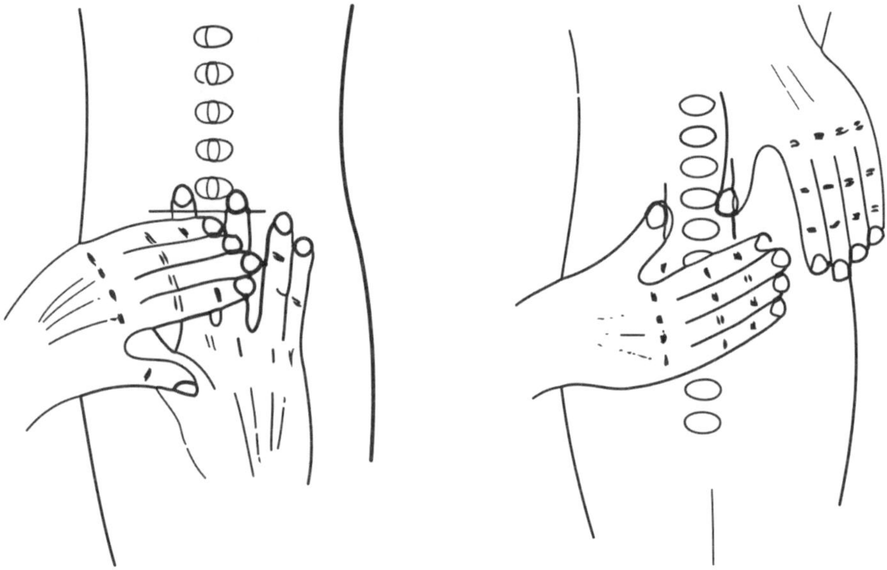

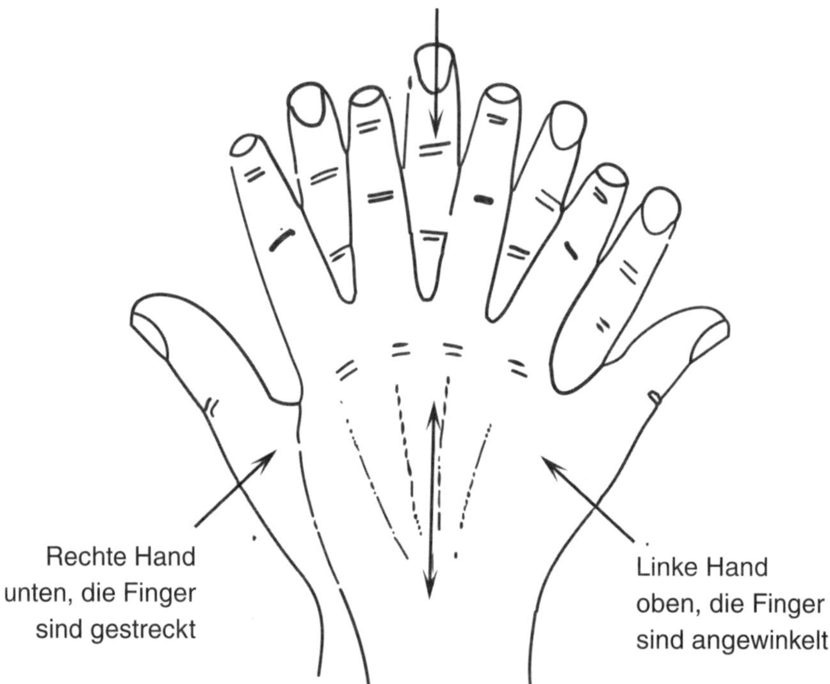

Massagerichtung ist gegenläufig

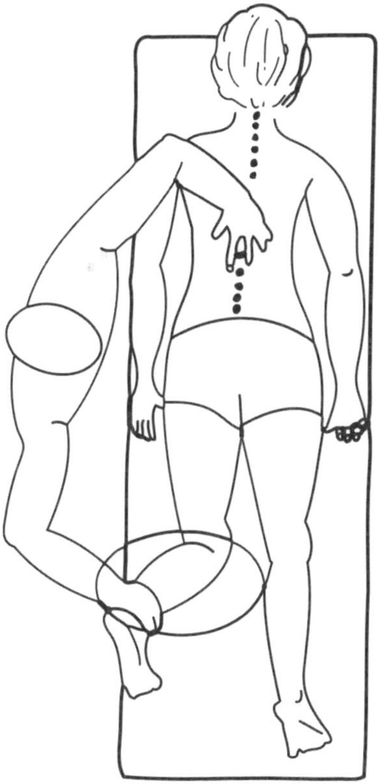
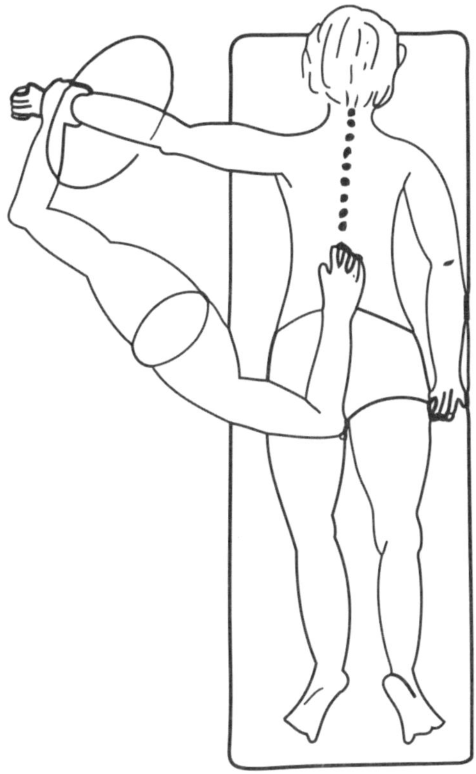

Wirbelsäulenmassage

Die Behandlung beginnt mit einem drei- bis viermaligem Überstreichen der Wirbelsäule mit der flachen Hand, und zwar vom Nacken zum Steißbein hin. Am Kreuzbein beginnend schiebt man jetzt mit beiden Daumen rechts und links von der Wirbelsäule das Gewebe in Richtung des Nackens. Gleichzeitig zieht man mit den Fingern das Gewebe auf die Daumen zu. Dabei entsteht ein Wulst, den man von der Wirbelsäule wegzieht, sodass sich das obere von dem unteren Gewebe löst, was sich verschiedentlich durch ein schmatzendes Geräusch bemerkbar macht. Danach reibt man die Schulter- und Wirbelbereiche leicht mit einem Massageöl ein und beginnt mit einer entspannenden Schultermassage.

Daran anschließend beginnt am fünften Lendenwirbel die Lockerung der einzelnen Wirbel und Gewebe bis hin zum ersten Halswirbel. Dazu legt man den Zeigefinger sowie den Mittelfinger der rechten Hand rechts und links neben den Dornfortsätzen auf das Gewebe. Mit den Fingern der linken Hand drückt man nun auf den Zeige- und Mittelfinger der rechten Hand und bewegt diese mit kurzen Bewegungen nach rechts und links. (siehe Skizze, Seite 64)

Nach etwa fünfzehn bis zwanzig Sekunden wechselt man zum nächsten Wirbel, um dann nach weiteren zwanzig Sekunden zum nächsten Wirbel zu gehen. Nach diesem Schema arbeitet man über die gesamte Wirbelsäule bis zum ersten Halswirbel hin. Die rechte Hand sollte dabei nur das Werkzeug der linken Hand sein, d.h., die rechte Hand sollte nicht aktiv bewegt werden, sondern sich nur passiv andrücken und bewegen lassen.

Jetzt drückt man seitlich rechts und links neben den Dornfortsätzen beide Daumen in das Gewebe und schiebt dieses mit dem einen in die Richtung des Nackens, mit dem anderen in die Richtung des Kreuzbeins, wie in der Skizze, Seite 64, zu sehen ist. Die Massage sollte am fünften Lendenwirbel beginnen und – über die gesamte Wirbelsäule ausgeführt – im Halswirbelbereich enden.

Wenn die Wirbelsäule auf diese Weise durchgearbeitet ist, beginnt das Massieren der Gewebe über den Rippen und der Taille. Dazu spreizt man die Finger der rechten Hand und setzt sie auf den Rippen auf. Die gespreizten Finger der linken Hand setzt man nun zwischen die der rechten (siehe Skizze, Seite 63). Beide Hände arbeiten nun gegenläufig zueinander, wodurch die Finger der einen Hand das Gewebe wegschieben, während es die Finger der anderen Hand herbeiziehen.

Diese gegenläufigen Massagebewegungen werden über beide Seitenbereiche des Körpers nacheinander ausgeführt.

Der Masseur stellt sich nun an die rechte Körperseite. Er legt Zeige- und Mittelfinger der rechten Hand rechts und links neben den fünften Lendenwirbel. Dann fasst er das Fußgelenk des rechten Fußes mit der linken Hand, winkelt den Unterschenkel nach hinten aufwärts und beginnt diesen kreisend zu bewegen. Jetzt beobachtet er Zeige- und Mittelfinger der rechten Hand und spürt die Spannungen, die bei der Massage entstanden sind. Die Bewegungen werden nun so lange ausgeführt, bis sich die Spannungen verringern oder auflösen. Erst danach wechselt man zum nächsten Wirbel, um den Vorgang zu wiederholen und so den Lendenwirbelbereich durchzuarbeiten. Für den Brustwirbelbereich gilt das Gleiche, nur dass jetzt anstelle des Fußes das Handgelenk gefasst, der Arm gestreckt und die Drehungen ausgeführt werden (die Skizze zeigt die dazu nötige Arm- und Handhaltung).

Nachdem auf diese Weise von der rechten Körperseite die Wirbelsäule durchgearbeitet ist, wiederholt man das Gleiche an der linken Körperseite. Die Entspannung der Halswirbel bildet den Abschluss der Behandlung. Dazu setzt man, wie bereits ausgeführt, den Zeige- und Mittelfinger der rechten Hand seitlich rechts und links der Halswirbelsäule an und massiert diese mit leichtem Druck, bis die Verspannungen nicht mehr zu spüren sind.

Schmerzen im Zehenbereich

Im Zehenbereich stellte ich eine weitere Besonderheit fest: Über mehrere Jahre hin kamen immer wieder Patienten zu mir, die über Schmerzen im Fuß- bzw. Zehenbereich beim Gehen klagten. Ich stellte fest, dass der Schmerz immer nur durch einen winzigen Punkt im Zehenbereich ausgelöst wird und dass er sich von dort über den Fuß ausdehnt. Dieser Schmerzpunkt gehört fast immer zu einem bestimmten Organ, Gelenk oder sonstigem Gewebe und der dazugehörenden Reflexzone. Wenn nun in diesem Reflexbereich am Fuß – nicht im Bereich der Zehen – die Durchblutung angeregt wird, geht auch der Schmerz im Zehenbereich zurück. Bei Wärmeauflagen am Körper, im Bereich der Galle, der Leber, des Magens und der Nieren, verschwanden auch die Schmerzen im Fuß. Selbst bei Schmerzen im Reflexbereich der Ohren an der großen Zehe wurden die Schmerzen durch die Wärmeauflage direkt auf dem Ohr geringer.

Durch diese Erkenntnis angeregt, fand ich den tatsächlichen Schmerzpunkt im Bereich der Zehen bzw. direkt darunter am Fuß. Dies ist oft der Anfang oder das Ende der Energiebahn, eines Meridians, in dem die Akupunkturpunkte liegen, die einem bestimmbaren Organ zuzuordnen sind, das man dann über die Reflexzone oder auch direkt über den Schmerzpunkt anmassieren kann.

Man kann dabei aber keine Diagnose stellen, sondern – wie immer bei der Fußreflexzonenmassage – nur die Durchblutung anregen. Da Schmerzen immer ein Zeichen für einen mangelnden Energiefluss im Körper sein können, zeigen die Schmerzpunkte im Zehenbereich die Stellen des Körpers an, die mit Energie aus für uns unbekannten Gründen unter- oder auch überversorgt sind.

Erfahrungsberichte

Beispiel 1

Als gut belegbares deutliches Beispiel darf ich die Beschwerden einer älteren Frau erwähnen, die wegen starker Schmerzen in beiden Füßen über zwei Jahre in ärztlicher Behandlung war. Es war ihr kaum mehr möglich, alleine zu gehen. Eine ihrer Nachbarinnen brachte sie zu mir. Nachdem ich ihre Zehen abgetastet hatte, wusste ich, dass sich der Schmerzpunkt an der vierten Zehe zum Außenfuß hin befindet und dass der Punkt der Galle zuzuordnen ist. Ich machte eine normale Fußreflexzonenmassage, bei der ich die mir bekannten Reflexe der Leber und der Galle intensiver anmassierte. Nach etwa einer Stunde konnte die Frau fast schmerzlos gehen. Ich riet ihr, sie solle sich, wenn ihr Fuß schmerzt, im Leber- und Gallenbereich eine warme Auflage machen. Nach einer Woche berichtete sie: „Immer wenn mir der Fuß weh tut, lege ich das Heizkissen in die Seite, und der Schmerz im Fuß geht zurück, und ich kann wieder gut laufen."

Ich habe ihr geraten, ihren Hausarzt zu konsultieren und sich untersuchen zu lassen.

Beim folgenden Besuch erzählte sie: „Ich habe mit meinem Hausarzt gesprochen. Er weigerte sich zunächst, da ich aber auf einer Untersuchung bestand, musste ich mich auf den Behandlungstisch legen, wonach er mir mit der Hand auf den Leib drückte. Ich schrie vor Schmerz auf und fühlte einen Stich im Leib. Bei der anschließenden Ultraschalluntersuchung stellte er mehrere Gallensteine fest. Er verordnete mir ein Medikament, das ich nun regelmäßig einnehmen muss. Seitdem sind die Schmerzen in meinen Füßen zurückgegangen. Mein Hausarzt sagte beim folgenden Besuch, er habe bei mir erstmals erfahren, dass Gallenbeschwerden schmerzende Reaktionen bis in die Füße auslösen können."

Die Beschwerden sind als Hilferuf des Körpers zu deuten, der sich auf dem letzten Akupunkturpunkt des Gallenblasenmeridians an den äußeren Nagelwinkeln der vierten Zehen befindet.

Beispiel 2

Eine Frau, Mitte fünfzig, kommt zu mir mit Schmerzen im vorderen Bereich ihres rechten Fußes und sagt: „Mein Hausarzt verordnete mir ein schmerzstillendes und durchblutungsförderndes Medikament. Mein Fuß reagierte jedoch auf dieses und auch auf andere Medikamente nicht, worauf der Arzt mich an einen Orthopäden überwies, der meinen Fuß untersuchte und mir Schuheinlagen verordnete. Aber die Schmerzen wurden dadurch nicht weniger. Darauf empfahl mir der Arzt, da es auch ein im Fuß eingeklemmter Nerv sein könnte, einen Neurologen zu konsultieren. Ich möchte jedoch zuerst einmal eine Fußreflexzonenmassage ausprobieren."

Da ich aus Erfahrung weiß, dass es oft nur ein einziger Schmerzpunkt ist, der sich von dem ihm zugeordneten Reflexbereich über einen größeren Fußbereich ausdehnen kann, suchte ich am rechten Fuß, an den Zehenkuppen beginnend, den Schmerzpunkt. Als ich im Reflexbereich des Auges unterhalb der zweiten und dritten Zehe massierte, sagte die Patientin: „Ich empfinde jetzt den gleichen quälenden Schmerz, wie ich ihn beim Gehen habe." Ich fragte sie, ob sie Probleme mit den Augen habe. Sie antwortete, sie habe seit etwa einem Vierteljahr das Gefühl, dass sie eine etwas stärkere Brille benötige, worauf ich ihr riet, dringend einen Augenarzt aufzusuchen.

Bei der weiteren Massage ihres Fußes im Reflexbereich der Wirbelsäule – es war der Bereich des zweiten und dritten Halswirbels, die den Augen und Zähnen zugeordnet werden – fühlte ich eine leichte Verhärtung, die durch das Massieren den gleichen Schmerz im vorderen Fußbereich auslöste. Als ich sie fragte, was mit ihren Zähnen sei, antwortete sie, sie sei schon wiederholt wegen leichter Zahnschmerzen bei ihrem Zahnarzt gewesen, der jedoch nichts finden konnte.

Ich empfahl ihr, einen Chiropraktiker zu konsultieren. Es sei möglich, dass eine Verschiebung oder eine andere nervliche Blockade im Halswirbelbereich Augen und Zähne belaste und einen Hilferuf des Körpers im Fuß auslöse.

Sie befolgte meinen Rat und berichtete anschließend:

„Der Chiropraktiker hat mir nach einem Gespräch über die Reflexzonenmassage die Halswirbel abgetastet und eingerenkt. Es hat geknirscht und geknackt, wobei in Bruchteilen von Sekunden der Schmerz in meinem Fuß verschwunden war." Auch der Chiropraktiker sei über die plötzliche Veränderung überrascht gewesen. Erst ein paar Tage später sei ihr aufgefallen, dass auch die Zahnschmerzen weg waren. Darüber hinaus stellte sie fest, dass sich ihre Sehkraft verbessert habe.

Dieser Fall zeigt, dass Schmerzen auch Auswirkungen oder Hinweis auf Erkrankungen, Blockaden oder sonstige Störungen sein können. Dies zeigt, dass Schmerzen auch ein Hilferuf unseres Körpers sind, deren Ursache an einer anderen, entfernten Stelle liegen können.

Sehr interessant war auch folgender Fall: Eine Frau rief mich an und teilte mir mit, dass sie vor einem Jahr zur Massage bei mir gewesen sei. Zurzeit sei sie wegen starker Schmerzen im Unterleib in ärztlicher Behandlung. Der Arzt habe eine Entzündung in der Gebärmutter diagnostiziert, die mit Medikamenten behandelt werde und jetzt im Abklingen sei. Gleichzeitig mit der Entzündung habe sie stärkere Schmerzen im Fuß, speziell im Zehenbereich, die jetzt ebenfalls schwächer werden. Sie fragte mich, ob es einen Zusammenhang zwischen diesen Schmerzen geben könnte. Ich ließ mir die Stelle beschreiben, an der sie den Schmerz spürte. Es waren zwei, eine im Bereich der Ferse, die andere an der großen Zehe. Dies sind die Reflexe des Unterleibs und der Gebärmutter. Ich sagte ihr, dass diese Schmerzen zusammenhängen, und sie solle mich informieren, wenn sich etwas verändere und wenn die Beschwerden im Unterleib besser werden. Kurze Zeit später, als sie keine Schmerzen mehr im Unterleib hatte, teilte sie mir mit, dass gleichzeitig mit dem Abklingen der Beschwerden auch die Schmerzen im Fuß verschwunden waren.

Das Beispiel belegt erneut das Zusammenspiel der Organe über die Energiebahnen zu den organfernen Reflexpunkten mit dem Schmerz als „Hilferuf", den wir bedauerlicherweise nur in den wenigsten Fällen als solchen verstehen.

Einen weiteren interessanten Fall schilderte mir ein Reflexologe aus der Nähe von Saarbrücken:

Der Reflexologe praktiziert seit einigen Jahren zusammen mit seiner Frau die Fußreflexzonenmassage so, wie sie es im Deutschen Reflexologenverband erlernt hatten. Dann fand er in einer Bücherei das Buch „Neue Quellen der Heilung". Er begann nach den Anleitungen dieses Buches zu massieren. Zu seiner Überraschung baten ihn seine Kunden, er möge sie nach der neuen Methode massieren, durch die es, wie er feststellte, weit schneller zu Verbesserungen und Veränderungen kam.

Eine Frau mit Hautverletzungen an den Unterschenkeln kam zu ihm in die Praxis. Sie erzählte, dass sie über mehrere Jahre von verschiedenen Ärzten und Heilpraktikern erfolglos behandelt worden sei und dass sie es nun mit der Fußreflexzonenmassage versuchen wolle. Er massierte nach der im Buch beschriebenen Methode sechs bis acht Minuten lang die von mir gefundenen Hautpunkte an den großen Zehen. Als die Frau nach einer Woche zur zweiten Behandlung kam, war die Überraschung groß. Es hatte sich in dieser kurzen Zeit eine neue, über mehrere Monate stabile Haut gebildet. Für den sie behandelnden Arzt war es eine erstaunliche Veränderung, deren Ursache er sich nicht erklären konnte.

Anregung des Energiekreislaufs

Rechts und links am Fuß, unterhalb des Fußgelenkes, vor den Mittelfußknochen, ebenso unter dem ersten Zehengelenk der großen Zehe rechts und links befindet sich je ein Reflexpunkt, der überraschende Reaktionen im Körper auslöst, wenn man ihn gleichmäßig drückt.

Die Reflexpunkte unterhalb des Zehengelenks wirken sich auf die Haut unseres Körpers aus. Der Behandelte fühlt, wie sie sich langsam erwärmt, weil die Durchblutung in ihr angeregt wird. Dies ist besonders bei Milchschorf und Ausschlägen sehr wirksam. Auch bei Neurodermitis, selbst bei Schnupfen ist die Massage eine Hilfe für die Nasenschleimhaut, denn ihre Schwellungen gehen zurück und erleichtern das Atmen durch die Nase.

Die Reflexpunkte unterhalb des Fußgelenks vor den Mittelfußknochen können Reaktionen im ganzen Körper auslösen. Fast immer zeigen sich diese anfänglich als Wärme oder Kribbeln in den Oberschenkeln. Danach erst kommt es zu den eigentlichen Reaktionen der Körperstellen oder Organe, die sich immer wieder durch Druck, Stiche oder sonstige Schmerzen bemerkbar machen. Dabei reagiert stets nur eine Belastung, erst danach eine zweite und dritte usw. Es reagieren niemals zwei Belastungen gleichzeitig. Nach diesen Reaktionen im Körper bildet sich eine angenehme Wärme im Leib, die sich bis zur Wirbelsäule hin ausdehnt.

Der Behandlungsablauf könnte folgende Reaktionen auslösen: Wärmegefühl in beiden Oberschenkeln, danach ein Schmerz in der Schulter rechts, der Schmerz lässt nach, es kommt zu einer merklichen Wärmebildung im Magen, die Wärme geht zurück, und die Person spürt in der Hüfte anhaltende Stiche. Danach spürt der Patient einen leichten Druck in der Herzgegend, anschließend einen Schmerz im Leber- und Gallenbereich, dem Knie oder an einer anderen Stelle des Körpers.

Nach diesen Reaktionen beginnt sich im Bauchraum eine angenehme Wärme auszubreiten. Sie zieht sich oft spürbar kreisend im Leib zusammen. Die Patienten schildern dieses Gefühl oft als „Wärmeball“, der den Leib zum Steißbein hin durchkreist. Vom Steißbein aus bewegt sich dann die Wärme spürbar die Wirbelsäule aufwärts. Bei Blockaden, Wirbel- oder Bandscheibenschäden stockt die Wärme, wird konzentrierter, um nach kurzer Zeit blitzartig in den nächsten Wirbel zu ziehen, was vereinzelt eine Kraft mit sich bringen kann, die den Behandelten zusammenzucken lässt. Das kann sich, je nach Anzahl der Blockaden im Bereich der Wirbelsäule, mehrmals und verschieden stark bis zum hin Atlas wiederholen. Dann dringt die Energie angenehm wärmend in das Hirn, um nach wenigen Sekunden über Stirn, Nase, Mund, Kehlkopf und Brustbein zum Leib zu ziehen, wo sie sich im Steißbein wiederum sammelt, um von dort ausgehend den geschilderten Energiekreislauf zu wiederholen.

Der zweite Durchgang der über diese Punkte angeregten Energie ist jetzt wesentlich kürzer als der erste. Die Blockaden sollten jetzt schon schwächer oder bestenfalls gar nicht mehr vorhanden sein.

Man kann diesen Kreislauf mehrfach wiederholen. Er wird dabei zeitlich immer kürzer und als sehr wohltuend empfunden. Reaktionen auf eine solche Behandlung können, müssen sich aber nicht immer im Zeitraum der ersten drei Tage danach einstellen. Sie sind, wie bei allen Fußreflexzonenmassagen, nicht vorhersagbar. Meist handelt es sich um stärkere Schmerzen und Beschwerden an den Stellen, an denen man sie schon immer verspürte. Bei nervlicher Belastung kann es vermehrt zu Nervosität und Gereiztheit oder Lustlosigkeit, Abgespanntheit und Schlaflosigkeit kommen. Mit dem Abklingen der Reaktionen ist immer eine Verbesserung des Allgemeinzustandes verbunden.

Beispiel: Energieanregung

Eine etwa dreißigjährige Frau kam auf zwei Krücken in die Behandlung und berichtete: „Vor einem Jahr hatte ich mit dem Auto einen Auffahrunfall. Bis ich nach dem Unfall nach Hause kam, ging es mir gut. Ich parkte das Auto vor unserem Haus, doch beim Aussteigen verlor ich Halt und Kraft in den Knien und stürzte auf die Straße. Ich versuchte aufzustehen und bemerkte, dass ich in meinem rechten Bein keine Kraft hatte. Ich konnte weder stehen noch gehen. Mein Mann brachte mich zum Arzt, der mich untersuchte und ins Krankenhaus einwies, wo ich vierzehn Tage untersucht und beobachtet wurde. Die Ärzte fanden jedoch die Ursache meiner Kraftlosigkeit im Bein nicht, selbst mit röntgenologischen Untersuchungen. Sie überwiesen mich in die Uni-Klinik nach Mainz, wo ich nach zehn Tagen ohne Diagnose wieder nach Bad Kreuznach zurückgebracht wurde. Nach einer weiteren Woche im Krankenhaus wurde ich mit Gehhilfen und den Worten entlassen: ‚Wir haben ihre Wirbelsäule untersucht, aber die Ursache ihrer Beschwerden nicht gefunden. Bleiben Sie aber weiterhin bei Ihrem Hausarzt zur Beobachtung und Behandlung.' Ich bin noch etwa drei Monate mit den Gehhilfen gelaufen. Dann wurde es langsam besser, und kurze Zeit später benötigte ich sie nicht mehr. Jetzt, nach einem Jahr, ist mir fast der gleiche Unfall noch einmal passiert. Ein anderes Auto fuhr auf meines auf, und anschließend kam es zu den gleichen Beschwerden wie vor einem Jahr. Ich kam nach Hause und stürzte beim Aussteigen auf die Straße, weil ich im Knie keinen Halt hatte. Nach verschiedenen Untersuchungen im Krankenhaus entließ man mich nach einer Woche mit den gleichen Worten wie vor einem Jahr.

Nach dem Bericht begann ich die Frau zu massieren. Es war eine leichte und rasche Massage über den ganzen Fuß. Zum Abschluss nahm ich mir den Reflexbereich der Wirbelsäule vor, in dem ich fünf Verknotungen feststellte, zwei im Bereich der Lendenwirbel, zwei im Bereich der Brustwirbel und einen im Halswirbelbereich. Jetzt setzte ich am Innen- und Außenfuß unter dem Fußgelenk vor den Mittelfußknochen die Finger der rechten und linken Hand auf die Reflexpunkte, die den körpereigenen Energiekreislauf anregen. Schon nach kurzer Zeit spürte die Frau die von dort angeregte Energie als Wärme in den Oberschenkeln, die sich in den ganzen Leib zog, wo sie sich spürbar kreisend zum Steißbein hin bewegte, um dort einzudringen. Von da zog die Wärme durch das Kreuzbein in den fünften Lendenwirbel, wo sie sich staute, worauf die Patientin sagte, dass es in der Wirbelsäule richtig heiß werde. Plötzlich zuckte sie so heftig zusammen, dass sie fast aufrecht im Behandlungsstuhl saß. Wir waren beide darüber sehr überrascht und fragten uns gleichzeitig, was das wohl sei. Da sie sich wohlfühlte und die Wärme für sie spürbar weiterzog, massierte ich weiter. Vor dem ersten Lendenwirbel staute und steigerte sich die Wärme erneut. Die Frau sprach wieder von einer starken Hitze, die das Gefühl eines Drucks in diesem Wirbel auslöste, und dann geschah das, was wir bei der Massage des vierten Lendenwirbels schon einmal erlebt hatten: Sie zuckte zusammen und saß wieder fast aufrecht im Behandlungsstuhl, fühlte sich jedoch wohl und sagte: „Machen Sie bitte weiter!“

Dies geschah insgesamt fünfmal, jeweils in den Wirbelbereichen, in denen ich im Reflexbereich am Fuß die Verknotung ertastet hatte. Als die Patientin danach aus dem Behandlungsstuhl aufstand, konnte sie mit kleinen Schritten und ohne Krücken durch das Zimmer gehen. Nach einer Woche, in der ich sie noch zweimal behandelte, konnte sie sich auch auf der Straße ohne Gehhilfe bewegen. Sie hielt jedoch beim Gehen das rechte Bein steif gestreckt. Daraufhin schickte ich sie zu einem Arzt und Chiropraktiker. Nach zwei Behandlungen waren ihre letzten Beschwerden verschwunden, und sie konnte wieder normal gehen.

Eine Bemerkung zur Genauigkeit der Bestimmung der einzelnen Wirbel in der Reflexzone: Es ist sehr oft möglich, die Wirbel in der Reflexzone am Fuße mit großer Genauigkeit zu ertasten und zu bestimmen. Ich habe immer wieder Patienten, bei denen starke Veränderungen im Reflexbereich der Wirbelsäule ertastet werden konnten, zum gleichen Arzt und Chiropraktiker verwiesen. Als ich mit dem Arzt ins Gespräch kam, sagte er, es sei für ihn unbegreiflich, dass ich vom Fuß aus bei fast jedem dieser Menschen den geschädigten Wirbel mit so großer Exaktheit bestimmen könne. Diese Bemerkung war für mich sehr wichtig, weil er damit meine Erkenntnisse bestätigte und sie mir die Sicherheit gab, die ich zur Bestimmung der einzelnen Wirbel benötige.

Massagen im Bereich der Chakren

Diese Fußmassage ist eine Energieanregung über die Wirbelsäulenreflexbereiche der Chakren und der ihnen zugeordneten Arbeitsorgane. Die zu diesen Arbeitsorganen gehörenden Nerven treten an bestimmten Stellen aus der Wirbelsäule heraus. Sie können in ihrem Reflexbereich ertastet werden, und man erkennt sie teilweise an Verdickungen.

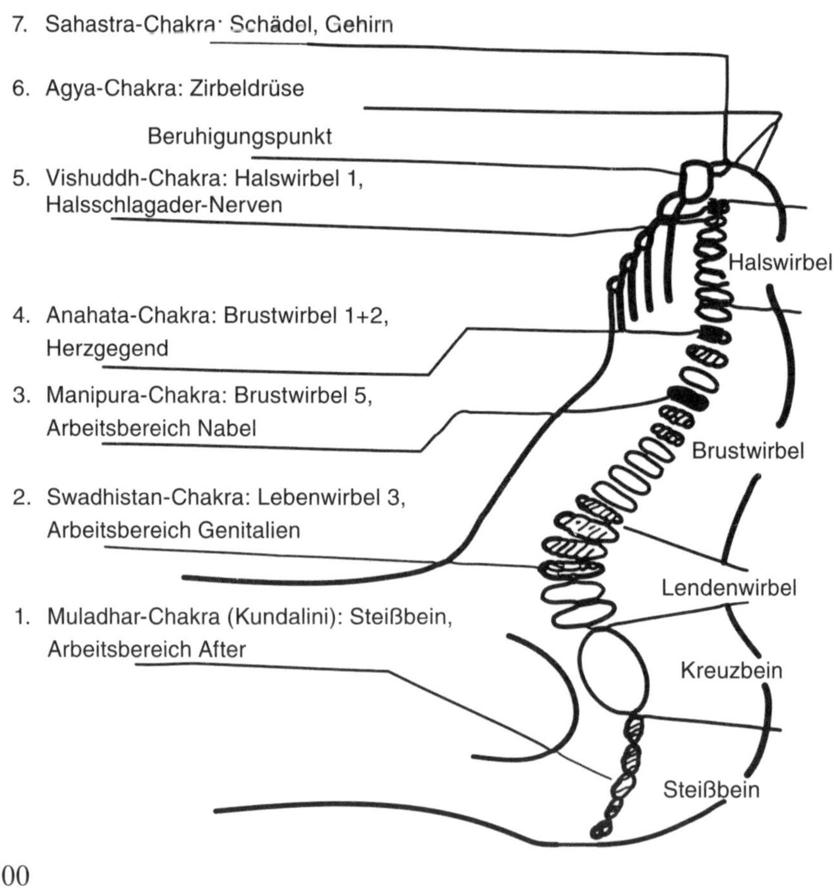

Die Massage beginnt wie immer im Bereich der Nieren, des Harnleiters und der Blase. Danach massiert man etwa dreißig Sekunden mit leichtem Druck den Bereich des Steißbeins. Dies ist der Reflexbereich der ersten der sieben Hauptchakren, des Muladhar-Chakras mit dem Sitz der Kundalini, der Lebensenergie.

Nun bewegt man den Finger fünf- bis siebenmal leicht streichelnd über den Reflexbereich des Unterleibs zur Fußmitte hin. Dabei berührt man den Arbeitsbereich dieses Chakras, den Reflexbereich des Afters. Dann streicht der Finger wiederum fünf- bis siebenmal über den Steiß- und Kreuzbeinbereich bis zum ersten und zweiten Lendenwirbelreflex. Diese sollten ebenfalls etwa dreißig Sekunden mit leichtem Druck massiert werden. Anschließend streicht der Finger wiederum fünf- bis siebenmal über den Verdauungsbereich, wobei er den Arbeitsbereich des Swadhistan-Chakras, den Reflexbereich der Genitalien, berührt.

Danach massiert der Finger drei- bis fünfmal leicht über den Kreuzbeinbereich und zurück zum Steißbeinbereich, führt dort eine leichte Massagebewegung aus, um danach drei- bis fünfmal zum fünften und sechsten Brustwirbel hin zu massieren. Nach einer Massage von wiederum etwa dreißig Sekunden massiert der Finger fünf- bis siebenmal in den Reflexbereich des Solarplexus. Dabei massiert man den Arbeitsbereich des dritten Chakras mit. Es ist das Manipura-Chakra, der Reflexbereich des Nabels.

Dann geht es wie zuvor zurück zum Steißbeinreflex. Man führt dort wieder eine leichte Massage aus und geht jetzt mit dem Finger die Wirbelreflexe hoch bis zum ersten und zweiten Brustwirbel. Nach einer Massagezeit von etwa dreißig Sekunden massiert man mit dem Finger wiederum fünf- bis siebenmal in den Reflexbereich des Herzens und zurück zum Brustwirbelbereich und in den Bereich des Steißbeins.

Der jetzt massierte Bereich ist das vierte Chakra, das Anahata- Chakra, dessen Arbeitsbereich das Herz ist. Das nun folgende fünfte ist das Vishudd-Chakra. Sein Arbeitsbereich ist der Kehlkopf und die Halsschlagader. Dazu massiert man den Wirbelsäulenbereich bis zu den Halswirbeln, massiert dort etwa dreißig Sekunden und danach fünf- bis siebenmal unter dem ersten Zehenglied der großen Zehe zur Innenseite der großen Zehe hin.

Jetzt massiert man wieder zurück zum Steißbeinbereich, massiert dort etwa dreißig Sekunden und fährt dann mit dem Finger drei- bis fünfmal den gesamten Wirbelsäulenreflexbereich entlang zur äußeren Nagelecke an der großen Zehe. Hier erfolgt eine kurze Massage, wie immer dreißig Sekunden, danach kreist der Finger drei- bis fünfmal um die Zehenkuppe, um anschließend auf der Spitze der großen Zehe ungefähr dreißig Sekunden zu massieren.

Nun erfolgt noch einmal ein drei- bis fünfmaliges Ab- und Aufstreichen des gesamten Wirbelsäulenreflexes bis zur Zehenspitze.

Den Abschluss sollte eine kurze Massage im vorderen Drittel des Zehennagels der großen Zehe bilden, wobei wir die Zehe im Bereich der Hypophyse mit dem Zeigefinger der anderen Hand abstützen. Damit können wir noch einmal eine sehr tiefgehende Entspannung erreichen, die kurzzeitig bis zu einem Tiefschlaf führen und das Gefühl des Schwebens auslösen kann. Eine leichte Massage im Bereich des Solarplexus sollte diese Behandlung abschließen.

Erfahrungsbericht

Bei einer älteren Frau, nervenkrank und körperlich sehr geschwächt, über Monate hinweg immer wieder bettlägerig, behandelte ich mit der oben geschilderten Massage die Chakrabereiche. Nach der ersten Behandlung spürte sie eine leichte Wärme sowie ein leichtes Kribbeln auf der Haut, das wenige Stunden nach der Massage an den Beinen begann. Dieses Gefühl breitete sich dann über den ganzen Körper aus, was sie als sehr angenehm und wohltuend empfand. Der Verlauf der zweiten Massage war der gleiche wie bei der ersten Massage. Am nächsten und übernächsten Tag fühlte sie sich etwas wohler, danach war ihr Zustand wieder genauso wie vor der Massage. Bei der dritten Behandlung massierte ich sie sehr intensiv im Bereich des Steißbeins. Ich versuchte, den Reflex des Muladhar-Chakras zu beeinflussen, um damit die Kundalini, die Lebenskraft, zu wecken.

Was sie und ihr Mann einige Tage später berichteten, war für mich unbegreiflich: Die Frau fühlte sich nach der Behandlung wieder wie nach den ersten zwei Massagen. Nach zwei Tagen spürte sie gegen Abend im Bett, wie sich eine leichte Wärme in ihrem Körper entwickelte, die sich ausbreitete und dann zu kreisen begann. Nach kurzer Zeit zog sich diese Wärme zum Steißbein hin, wo sie sich zu einer großen Hitze entwickelte. Dann hatte die Frau das Gefühl, als bohre und drehe sich etwas im Steißbein, was mit der Hitze zusammen sehr schmerzhaft war. Nach kurzer Zeit ebbte der Schmerz ab, nur die Hitze blieb, um nach einer kurzen Zeit jedoch weniger stark durch das Steißbein zum Kreuzbein zu ziehen. Dort wiederholte sich der Vorgang. Der sich drehende und bohrende Schmerz und die Hitze wurden so stark, dass sie laut aufstöhnte. Dann zogen sich Hitze und Schmerzen wieder zum Steißbein zurück und wurden dabei erträglicher, um nach kurzer Zeit wieder stärker durch das Steißbein und Kreuzbein hoch zum fünften Lendenwirbel zu ziehen. Dort wurden die Schmerzen und die Hitze noch stärker als vorher. Die Patientin beschrieb ihre Empfindungen mit den Worten: „Es war ein Gefühl, als würde sich ein Wurm durch meine Knochen bohren." Nach einiger Zeit gingen auch dort Hitze und Schmerz zurück, um über das Kreuzbein zum Steißbein zu ziehen und dann abzuklingen. Sie berichtete, dass sie das Gefühl hatte, der Schmerz würde sich dort erholen, um mit neuer Kraft weitermachen zu können. Er wurde dann auch im Steißbeinbereich wieder stärker, um über das Kreuzbein und den fünften Lendenwirbel zum vierten zu ziehen. Dort wiederholte sich der Vorgang. Nach seinem Abklingen gingen Hitze und Schmerzen zurück und zogen sich wiederum zum Steißbein hin. Vom Steißbein aus wiederholten sich die Abläufe mit Hitze und bohrenden Schmerzen von Wirbel zu Wirbel, bis hin zum ersten Halswirbel, um dann mit einer angenehmen Wärme ins Gehirn einzudringen. Dieser Zustand dauerte von etwa acht Uhr abends bis gegen zwei Uhr in der Nacht. Die Frau schlief danach tief und fest. Diese Prozesse hatten mit dem Eindringen der Wärme in den Kopf ihren Abschluss gefunden. Über sechs Stunden dauerten sie, und während der ganzen Zeit hatte die Patientin das Gefühl, sie würde in der Wirbelsäule verbrennen. Ihr Ehemann und sie hatten in dieser Nacht bis zu diesem Zeitpunkt kein Auge zugetan. Sie hatten den Eindruck, es rieche nach verbranntem Fett. Sie sagten übereinstimmend, dass man den Geruch leicht mit dem Geruch einer heißen Pfanne mit Öl vergleichen konnte. Der Geruch sei so stark gewesen, dass man ihn nicht nur im Schlafzimmer, sondern auch im Treppenhaus wahrnehmen konnte.

Zudem erzählte die Patientin, sie habe während der ganzen Zeit große, sich drehende, verschiedenfarbige Punkte vor und über sich gesehen. Angst habe sie jedoch während der gesamten Zeit vor den an- und abschwellenden bohrenden Schmerzen und der Hitze in der Wirbelsäule nicht gehabt. Sie habe sogar fest daran geglaubt, dass sie, wenn sie das durchstehen würde, wieder gesund werde. Dieser Gedanke habe sie auch davon abgehalten, einen Arzt zu rufen. Als sie nach dieser Nacht aufwachte, verspürte sie zum ersten Mal nach langer Zeit wieder ein Hungergefühl. Sie erholte sich rasch, machte schon bald kleinere Spaziergänge mit ihrem Mann und nahm wieder an Körpergewicht zu. Nach dieser Nacht nahm sie keine Medikamente mehr. Ich bat sie, mit ihrem Arzt darüber zu reden, was sie dann auch tat. Für ihn war das Geschehene unbegreiflich, zumal sie jetzt ohne die Einnahme von Medikamenten auf dem Wege der Besserung war.

Ich habe diese Frau mehrere Jahre massiert. Anfangs wöchentlich, später alle vierzehn Tage, dann im Abstand von drei und vier Wochen. Die Fußreflexzonenmassage hatte ihr Ziel erreicht und die Frau wieder zu einem gesunden und frohen Menschen gemacht.

Nachbemerkung

Um eine solche Reaktion auszulösen, bedarf es nicht nur der geschilderten Energieanregung über die Bereiche der Chakren, man sollte vielmehr wissen, wie das Muladhar-Chakra vom Fuß aus anzuregen ist. Diese Behandlung sollte man allerdings nur als letzten Ausweg bei einem schwerkranken Menschen anwenden. Es handelt sich dabei um eine Massage, mit der man nicht leichtfertig umgehen darf. In meiner sechzehn Jahre langen Praxis der Fußreflexzonenmassage habe ich sie erst dreimal angewendet. Die Auswirkungen und die Kraft der Massage wurden jedes Mal von den behandelten Personen eindrücklich bestätigt. Ebenso beschrieben die Patienten die Nachwirkung der Massage, die über mehrere Wochen – in der Gesamtheit der Wirbelsäule – mit einem gleichmäßig anschwellenden und wieder schwächer werdenden Wärmegefühl anhielt.

Massage des Muladhar-Chakras

...nach meinen Erkenntnisse und Erfahrungen

Die oben beschriebenen Erkenntnisse entsprechen meinen Erfahrungen aus sechzehn Jahren intensiver Massage der verschiedenen Reflexzonen. In den darauffolgenden sieben Jahren konnte ich diese Erfahrungen erweitern, festigen und eine Massage entwickeln, mit der das Muladhar-Chakra und damit die Lebensenergie gezielt anmassiert und angeregt werden kann.

Die Massage beginnt wie jede normale Fußreflexzonenmassage im Bereich des Nieren-, des Harnleiter- und des Blasenreflexes. Danach werden die Reflexe des Solarplexus und der Lunge angeregt. Jetzt massiert man den Reflexbereich des Steißbeins unterhalb der Gebärmutter bzw. der Prostata. Die Massage sollte eine bis anderthalb Minuten betragen. Danach sucht man im Reflexbereich, in dem Kreuzbein und Steißbein zusammenkommen, den Energiepunkt des Muladhar-Chakras. Er befindet sich in einer kleinen Mulde vor dem Reflex der Gebärmutter bzw. der Prostata und gibt sich immer mit einem leichten Schmerz zu erkennen. Dieser Punkt wird wiederum eine bis eineinhalb Minuten anmassiert. Dann massiert man in den Bereich des Muladhar-Chakras. Dieser geht über den Reflexbereich der Scheide bzw. des Penis bis zur Fußmitte hin. Danach massiert man den Muladhar- und den Steißbeinreflex. Die Massage sollte mindestens viermal wiederholt werden, wobei der Bereich des Muladhar-Chakras noch einmal intensiv anmassiert den Abschluss bilden sollte.

Dann massiert man über den gesamten Wirbelsäulenreflex bis zum Kopfreflex hin. Dort wird mit einem leichten Hautkontakt der Wirbelsäulenreflex im Kopfbereich der großen Zehe massiert. Dabei muss dem Reflexbereich des Steißbeines mehr Zeit gewidmet werden. Der Steißbeinreflex befindet sich seitlich unterhalb des ersten Zehengliedes, wo auch der Reflexbereich des Muladhar-Chakras liegt.

Diesen massiert man auf die gleiche Weise wie den im Bereich unterhalb des Fußgelenks, ebenso den Arbeitsbereich des Muladhar-Chakras, der sich unter dem ersten Zehenglied bis zur Mitte der großen Zehe hinzieht. Abschließend massiert man kurz den Solarplexus und beendet die Massage wie bei der traditionellen Fußreflexzonenmassage.

Eine solche Behandlung dauert eine gute Stunde. Man sollte sich diese Zeit nehmen und nicht versuchen, sie zu verkürzen. Der zeitliche Abstand zwischen zwei solcher Massagen sollte nicht weniger als sechs Wochen betragen. Bei einem kürzeren Zeitabstand kann es zu Überreaktionen kommen. Wendet sich eine davon betroffene Person an einen Arzt, erbringen die verordneten Medikamente oft nicht die erhofften Besserungen. Diese unangenehmen Nebenerscheinungen lassen sich bei mindestens sechswöchigem Abstand zwischen den Massagen vermeiden.

Heuschnupfen und allgemeiner Schnupfen

Bei Heuschnupfen beginnt man mit einer leichten Massage der Nierenreflexe, der Nebenniere, der Blase und des Solarplexusreflexes.

Dann massiert man mit ganz leichtem, kaum spürbaren Hautkontakt den Augenpunkt, den Punkt der Nasennebenhöhlen und Stirnhöhlen und den Punkt der Nase im Bereich der großen Zehe. Der Nasenpunkt sollte so lange massiert werden, bis der Patient ein leichtes Kribbeln, Kitzeln oder Wärme in der Nase spürt. Ebenso sollte ein leichter Druck im Bereich der Nebenhöhlen empfunden werden.

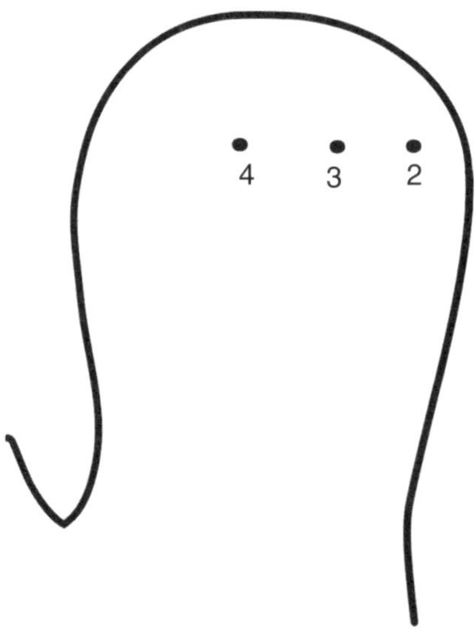

Punkte:
2 Auge
3 Nase
4 Nasennebenhöhle
Stirnhöhle

Stellt sich ein Druckgefühl über den Augenbrauen ein, sollte die Massage unterbrochen und der Bereich des Solarplexus anmassiert werden, bis sich der Druck wieder abgebaut hat. Danach erst kann weiter massiert werden.

Mit dieser Massage gelingt es häufig, dass ein normaler Schnupfen schon nach drei bis vier Minuten schwächer wird. Sind jedoch Stirn- oder Nasennebenhöhlen mitbetroffen, kann es sein, dass der Ausfluss aus der Nase wie Wasser zwischen einem und anderthalb Tagen anhalten kann, d.h., die Nase läuft so lange, bis sich die Nebenhöhlen von Ablagerungen jeglicher Art gereinigt haben. Die Massage sollte – wie die normale Fußreflexzonenmassage – am rechten Fuß beginnen und am linken Fuß beendet werden, an dem wie am rechten Fuß massiert wird.

Massagen der Hände

Bei der Massage der Hände sollte das Gleiche beachtet werden wie bei der Massage der Füße! Bei zu starkem Druck auf die Reflexe können auch dort die Nerven abschalten. Sanftes, etwas längeres Massieren erhöht dagegen die Wirkung der Massage.

In unseren Füßen entspricht die Anordnung der Reflexe den Anordnungen der Organe im Körper. Der rechte Fuß entspricht der rechten Körperhälfte, der linke Fuß der linken Körperhälfte. Für die Hände trifft das nicht zu. Unsere Hände zeigen den nervlichen Aufbau unseres Körpers. Verschiedene Gewebe- und Organreflexe wiederholen sich. Sie erscheinen zwei- und dreimal, und ihre Anordnungen sind total chaotisch.

Beispiele:
Der kleine Finger entspricht im ersten Glied der Hand, im zweiten Glied dem Unterarm, im dritten Glied dem Oberarm. Beim Oberarm finden sich die Ovara, die dem Eierstock zugehörig sind, sowie die Testes, die Samenfäden produzierend zu den Hoden und Keimdrüsen gehören. Darunter, in die Hand gehend, die männlichen und weiblichen Geschlechtsorgane sowie der Sehnerv und der Herzreflex, welcher sich in der Handfläche unter dem Mittelfinger wiederholt. In der Fortsetzung finden sich der Darm-, der Leber- und der Gallenblasen- sowie der Hirnreflex, darunter die Reflexe der Blase, des Lymphsystems, der Mandeln und der Schilddrüse. Im Ringfinger finden sich die Reflexe des Beins, Fußes, Unter- und Oberschenkels und an der Seite zum kleinen Finger hin der Wirbelsäulenreflex, beginnend mit dem Steißbein-, dann Kreuzbein-, Lendenwirbel-, Brustwirbel- und Halswirbelreflex, der in den Reflexbereich des Beckens mündet. Im Beckenreflex selbst befindet sich der Reflex der Stimmbänder, während darunter der Reflexbereich der Gebärmutter ist, der sich unter dem dritten Glied des Zeigefingers wiederholt. Es ist, wenn man die Handreflexe betrachtet, kein System zu erkennen, wie das am Fuß der Fall ist.

Bei der Anregung der Handreflexe kann man sich ganz entspannt hinsetzen und massieren, was bei einer Selbstmassage wesentlich wirkungsvoller ist als die Selbstmassage der Füße. Die Verkrampfungen, die dabei entstehen können, heben die Wirkung der Massage meistens auf.

Anregung der Herzkranzgefäße

Einer der wichtigsten Reflexpunkte an den Händen befindet sich zwischen den Fingergelenken des Zeige- und Mittelfingers beider Hände direkt an der Hand. Über ihn wird die Sauerstoffzufuhr zu den Herzkranzgefäßen angeregt. Wenn man diesen Punkt mit einem stärkeren Druck massiert, sodass er spürbar schmerzt, setzt sofort eine bessere Durchblutung der Herzkranzgefäße sowie eine intensivere Sauerstoffversorgung ein. Man muss aber eine Faust machen, um an den Reflexpunkt zwischen Zeige- und Mittelfinger zu gelangen. Den genauen Punkt erkennt man durch einen leichten Schmerz, der dabei entsteht.

Alle Personen mit Herzerkrankungen, gleich welcher Art, sollten diesen Reflexpunkt kennen. Bei nervösen Störungen wie Stechen, Herzklopfen, Herzbeklemmung und Atemnot sowie Herzrhythmusstörungen ist diese Massage hilfreich und kann vom Betroffenen selbst ausgeführt werden. Auch bei einem Herzinfarkt bringt die Massage eine Erleichterung und kann sogar lebenserhaltend sein, bis der Patient von einem Arzt behandelt wird.

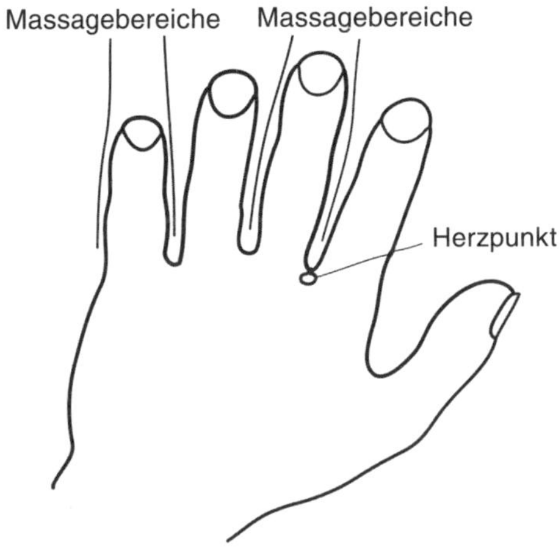

Krampf in den Beinen und Füßen

Ein Krampf zeigt immer einen Sauerstoffmangel im Gewebe an und entsteht meistens durch eine Überbelastung oder eine Durchblutungsstörung.

Die im Folgenden beschriebene Methode betrifft den Bereich der Beine und Füße. Den Zusammenhang hat mir vor zwanzig Jahren mein damaliger Arzt so erklärt: Krämpfe in den Beinen und Füßen hat man nahezu ausschließlich nachts. Der Krampf entsteht, wenn der Körper unter der Bettdecke allmählich auskühlt. Die Arme legen wir dabei an den Körper an, mit den Beinen ist das nicht möglich. Sie kühlen daher stärker aus. Jedes Material – und unser Körper besteht aus sehr vielen Materialien – zieht sich bei Auskühlung zusammen. Dadurch werden die feinen Äderchen, die durch Ablagerungen verengt sind, ganz oder fast ganz zugedrückt, sodass das Blut nicht oder nur noch minimal fließen kann. Dadurch beginnt sich der Sauerstoffmangel bemerkbar zu machen, und es entsteht im Fuß oder im Bein ein sehr schmerzhafter Krampf.

Bei der Behandlung eines Krampfes geht es also vor allem darum, die Beine im Bett warmzuhalten.

Der Arzt hat mir damals geraten, Wollstrümpfe nach Möglichkeit bis zu den Knien hoch anzuziehen, und damit bekomme man keine Krämpfe mehr in den Beinen und Füßen. Zudem sollte man die Fußspitzen an den Strümpfen abschneiden, sodass die Zehen frei bleiben, da sich der Fuß sonst überhitzen würde und der Strumpf als unangenehm empfunden werde.

Sobald es zu ersten Anzeichen eines Krampfes in den Beinen oder im Fuß mit den bekannten Schmerzen kommt, sollte man sich abwechselnd die Ringfinger beider Hände über ihre ganze Länge hin mit stärkerem Druck massieren. Der Schmerz geht dabei immer zurück, und damit kann man einen Krampf vermeiden, sofern die Massage zeitig genug stattfindet. Während und nach einem Krampf wirkt das Massieren der beiden Ringfinger ebenfalls sehr erleichternd.

Ein Krampf ist immer eine Selbsthilfe des Körpers gegen Sauerstoffmangel durch Auskühlung. Dabei vibrieren die Muskelfasern und reiben sich aneinander. Durch diese Reibung entsteht Wärme, das Gewebe dehnt sich aus, das Blut kann wieder fließen, und der Sauerstoffmangel ist nach kurzer Zeit behoben.

Neurodermitis

Wenn man Neurodermitis über die beschriebenen Hautpunkte massiert, erbringt die Massage ebenfalls positive Veränderungen. Den Verlauf zweier Massagen von an Neurodermitis erkrankten Frauen aus dem Jahr 1989 habe ich nachfolgend aufgezeichnet.

Behandlungsverlauf

Erste Behandlung: Mädchen, 16 Jahre

Massage	Datum	
1	10. 3.	Reflexzonenmassage normal
2	15. 3.	" "
3	22. 3.	" "
4	29. 3.	Erste Hautpunktmassage an der großen Zehe Reaktion: Sehr starker Ausschlag
5	5. 4.	Ausschlag geht zurück
6	19. 4.	Ausschlag geht weiter zurück, nur in den Kniekehlen ist er noch stärker
7	24. 4.	Ohne Ausschlag
8	3. 5.	Ohne Ausschlag

Danach war fünf Wochen lang keine Massage möglich, davon waren vier Wochen ohne Ausschlag. In der fünften Woche zeigte er sich erneut in den Kniekehlen.

Massage	Datum	
9	7. 6.	Ausschlag in den Kniekehlen geht zurück
10	14. 6.	Ohne Ausschlag
11	21. 6.	Ohne Ausschlag
12	28. 6.	Ohne Ausschlag
13	5. 7.	Ohne Ausschlag, Patientin trinkt erstmals wieder Orangensaft
14	12. 7.	Ohne Ausschlag
15	19. 7.	Durch Streichen einer Farbe entsteht ein leichter Ausschlag an den Armen. Besserung nach drei Tagen, ohne dass massiert wurde.
16	27. 7.	Ohne Ausschlag
17	2. 8.	Ohne Ausschlag
18	9. 8.	Ohne Ausschlag
19	30. 8.	Ohne Ausschlag
20	13. 9.	Ohne Ausschlag
21	4.10.	Leichter Ausschlag in der linken Kniekehle
22	21.11.	Einzelne Pusteln an den Oberschenkeln
23	29.11.	Ohne Ausschlag
24	8.12.	Ohne Ausschlag
25	14.12.	Ohne Ausschlag

Zweite Behandlung: Frau, 26 Jahre

Massage	Datum	
1	29. 6.	Erste Hautpunktmassage an der großen Zehe. Reaktion: Starker Ausschlag, stärker als vorher
2	3. 7.	Wie bei erster Massage

Massage	Datum	
3	6. 7.	Ausschlag geht zurück
4	11. 7.	Stirn und Hals sind frei von Ausschlag, Hände und Arme sind stärker befallen als bei der dritten Massage.
5	18. 7.	Ausschlag ist wieder stärker
6	24. 7.	Ohne Ausschlag
7	1. 8.	Nach der letzten Massage wechselnd stärkerer und schwächerer Ausschlag
8	7. 8.	Nur an den Händen leichter Ausschlag, Körper, Arme und Beine sind frei von Ausschlag
9	14. 8.	An drei Tagen wie zuvor, danach wieder stärkerer Ausschlag
10	21. 8.	Ohne Ausschlag
11	28. 8.	Ohne Ausschlag
12	4. 9.	Am 29. /30./ 31. 8. und 1. 9. starker Ausschlag
	2. 9.	Ohne Ausschlag
13	11. 9.	Ohne Ausschlag
14	18. 9.	Ohne Ausschlag
15	25. 9.	Ohne Ausschlag
16	9. 10.	Ohne Ausschlag
17	25. 10.	Ohne Ausschlag
18	13. 11.	An drei Tagen Ausschlag am rechten Arm
19	27. 11.	Ohne Ausschlag
20	5. 12.	Ohne Ausschlag
21	12. 12.	Ohne Ausschlag
22	18. 12.	Ohne Ausschlag

Bei einem Treffen im April 1990 teilte mir die Frau mit, dass sie seit der letzten Massage im Dezember keinen Ausschlag mehr bekommen hatte.

Einen ähnlichen Massageverlauf erlebte ich bei einem achtjährigen Jungen, der nach dem Abklingen des Ausschlags und nach der Beendigung der Massagen keinerlei Hautbeschwerden mehr hatte.

Beispiel:
Auf einem Campingplatz in Südfrankreich lernte ich eine französische Familie kennen, die mit ihrem dreijährigen Sohn und einer vierjährigen Tochter Urlaub machte. Die Eltern erwähnten, dass der Junge Neurodermitis habe, die sich über den gesamten Körper ausdehne. Wir kamen auf meine Massagen und meine Erfahrungen mit dieser Erkrankung zu sprechen. Noch auf dem Campingplatz massierte ich den Jungen im Beisein seiner Eltern. Dabei zeigte ich ihnen, wie sie ihren Sohn selbst behandeln können.

Auf Einladung der Familie besuchten wir sie gegen Ende unseres Urlaubs zu Hause, und so fand ich Gelegenheit, den Jungen noch einmal zu massieren, wobei ich seinen Eltern erneut zeigte, wie und wo sie den Jungen täglich wenige Minuten massieren sollten.

Nach einiger Zeit schrieben sie mir einen Brief, in dem sie mir mitteilten, dass sich die Neurodermitis sehr stark verbessert habe. Gleichzeitig luden sie uns ein, sie beim nächsten Frankreichurlaub zu besuchen. Wir kamen der Einladung entgegen, und gleich nach der Begrüßung stellte der Vater seinen Sohn mitten auf den Wohnzimmertisch, zog ihn aus und sagte: „Wir haben alles so gemacht, wie Sie es uns gezeigt haben. Sehen Sie sich unseren Sohn an! Nach einem halben Jahr ist die Neurodermitis verschwunden.“

Zahnschmerzen

Mithilfe der Reflexzonenmassage lassen Zahnschmerzen jeder Art oft in Bruchteilen von Sekunden nach. Dazu übt man mit dem Daumennagel des einen Daumens an der Daumenkuppe des anderen Daumens, an der Stelle, an der der Nagel angewachsen ist, leicht schmerzenden Druck aus. Jetzt bewegt man beide Daumen in einer Drehung und stärkerem Druck gegeneinander einmal hin und her. Dabei entsteht für einen kurzen Moment an der Stelle, die mit dem schmerzenden Zahn in nervlicher Verbindung steht, ein sehr intensiver Schmerz, mit dem der Nerv stillgestellt wird. Das wird an beiden Daumen ausgeführt.

Wie lang die Schmerzfreiheit oder Schmerzlinderung anhält, lässt sich nicht sagen. Sie kann eine Stunde, aber auch eine ganze Woche und länger dauern. Den Zustand des Zahns kann die Massage nicht beeinflussen. Sie ersetzt auch nicht die notwendige Behandlung.

Sie kann allerdings die Schmerzen beim Einstechen der Spritze lindern und für die Zahnbehandlung sehr hilfreich sein.

Fußreflexzonenmassage bei Kindern

Fußreflexzonenmassage kann auch bei Säuglingen angewendet werden. Bei Säuglingen und Kleinkindern ist sie sogar sehr hilfreich.

Beispiel
Eine Mutter kam mit ihrem acht Wochen alten Sohn zu mir und erklärte: „Mein Kind leidet sehr stark unter Blähungen und ist dadurch sehr unruhig und schreit sehr viel. Kann man dagegen etwas tun?" Ich zeigte ihr, wo und wie sie ihr Kind täglich im Reflexbereich der Wirbelsäule und des Darmreflexes kurz streichelnd massieren kann. Nach drei Wochen rief sie mich an und sagte, dass ihr Sohn seit der ersten Massage keine Blähungen mehr habe und dass er nun sehr zufrieden wirke.

Mithilfe einer Hebamme konnte ich ähnliche Erfahrungen mit Kleinkindern machen. Ich zeigte der Hebamme diese Massage, die sie an die Mütter, die sie betreute, weitergab. Diese berichteten immer wieder, wie zufrieden nun die Kinder seien und wie gut sie sich entwickelten.

Bei Pseudokrupp und Krupphusten lässt oft schon nach einer Massage der Husten nach. Ich selbst habe noch kein Kind erlebt, bei dem ich mehr als viermal massieren musste, um es vom Husten zu heilen.

In diesem Zusammenhang darf ich besonders auf das Problem des Sauerstoffmangels bei der Geburt hinweisen. Auf diese Weise geschädigten Kindern ist mit Fußreflexzonenmassage sehr gut zu helfen. Dazu einige Beispiele:

Beispiel 1
Eine Mutter kam mit der acht Monate alten Vanessa zu mir. Vanessa war vollkommen teilnahmslos, die Augen starrten ins Leere, und sie reagierte weder auf Bewegungen der Hand noch auf irgendeinen Gegenstand in seinem Blickfeld, noch auf das Anfassen der Hand oder der Finger. Wenn man ihr den Finger

in die Hand legte, griff sie nicht zu, und beim Anheben der Hand fiel diese kraftlos zurück. Wie die Mutter das Kind hinlegte, so blieb es liegen. Selbst nachts bewegte es sich nicht. Es war auch nicht in der Lage, länger als zwei bis zweieinhalb Stunden zu schlafen. Dann wachte es auf und weinte, bis es hochgehoben wurde und man ihm leicht den Rücken klopfte, damit es aufstoßen konnte. Erst danach schlief es wieder ein.

Das Geräusch des Aufstoßens war oft so laut, dass es in der ganzen Wohnung zu hören war. Als ich das Aufstoßen zum ersten Male hörte, war mir unbegreiflich, wie ein Kleinkind solche Laute hervorbringen konnte. Zudem teilte die Mutter mit, dass das Kind seit seiner Geburt tagsüber nicht schlafen könne. Es schließe manchmal die Augen für zwei oder drei Minuten, sei dann aber gleich wieder wach. Wenn die Muter über den Tag verteilt die Zeiten zusammenzähle, zu denen das Kind die Augen geschlossen habe, kämen dabei keine zwanzig Minuten zusammen. Daher war das Kind auch innerlich unruhig, es weinte sehr viel und wurde deshalb von der Mutter bei allen Tätigkeiten in der Wohnung auf dem Arm getragen. Das wiederum hatte zur Folge, dass die Mutter nervlich und körperlich total erschöpft war. Ich machte der Mutter klar, dass ich auch sie massieren müsste, wenn die Massage dem Kind helfen sollte. Ich erklärte ihr, dass sie beim Umhertragen das Kind ständig gegen ihren Bereich des Solarplexus drücke, deshalb empfange das Kind auch die von ihr ausgehende Negativenergie, d.h., ihre Erregungen, ihren Stress und ihre Hektik. Die Mutter sah das ein, und wir begannen mit den Massagen. Das Kind ließ die ersten Behandlungen teilnahmslos über sich ergehen. Nach der zweiten Massage fragte mich die Mutter, ob es sein könne, dass ihr Kind auf diese Behandlung hin eine halbe Stunde geschlafen habe, nachdem sie in ihrer Wohnung angekommen sei. Ich antwortete: „Die Massage hat eine allgemein beruhigende Wirkung auf die Nerven, deshalb ist diese Reaktion ganz normal.“ Die nächste Massage bestätigte ihre Vermutung, denn das Kind schlief danach erneut ein.

Nach den folgenden Behandlungen schlief das Kind immer länger. Auch das Aufstoßen schwächte sich ab und wurde weniger. Das Kind wurde insgesamt ruhiger, die Mutter erholte sich merklich und konnte ihre Hausarbeit wieder ungestört erledigen. Als es der Mutter gesundheitlich besser ging, zeigte ich ihr eine Massage am Fuß, die sie jeden Tag einmal mit ihrem Kind machen sollte. Sie dauert nicht länger als eine halbe Minute und wird im Reflexbereich der Wirbelsäulenreflexe gemacht. Ich halte das für wichtig, denn alle Nerven verlaufen – vom Gehirn kommend wie zum Gehirn gehend – an der Wirbelsäule entlang in unseren Körper aus bzw. in die Wirbelsäule ein. Mit dieser Massage werden die Durchblutung in dem für uns sehr wichtigen Bereich angeregt, die Nerven aktiviert, die Wirbelsäule gestärkt und die körperliche und geistige Entwicklung des Kindes sowie seine Zufriedenheit gefördert. Die Massage, die die Mütter täglich ausführten, hat in den letzten Jahren zu einer gesunden Entwicklung vieler Kinder beigetragen.

Zurück zu Vanessa: Als die Mutter mit ihr zur siebten Massage kam, schlief Vanessa täglich, über den Tag verteilt, zwischen fünf und sieben Stunden. Beim Aufwachen lag das Kind eine kurze Zeit ruhig in seinem Bett und begann mit den Fingern zu spielen.

Bevor ich mit den Massagen begonnen hatte, weinte das Kind, sobald es die Augen öffnete. Das Aufstoßen war schon bald ganz normal, wie es bei Kleinkindern nach der Nahrungsaufnahme der Fall ist. Alles andere veränderte sich in dieser Zeit nicht. Es war zwar zufriedener, spielte mit seinen Fingern, was es vorher nicht tat, und forderte die Mutter weniger, sodass auch sie sich etwas erholen konnte.

Dann aber traten von Massage zu Massage bemerkenswerte Veränderungen auf. Das Kind begann nach dem ihm angebotenen Finger zu greifen, ebenso nach Gegenständen, die man ihm in Reichweite hinhielt, und es wurde interessiert an allem, was um es herum vorging. Seine Entwicklung beschleunigte sich. Wenn es nach den Fingern griff, zog es sich schon bald hoch, um zu sitzen. Danach krabbelte es auch gleich und fand heraus, wo und wie es sich hochziehen und auf die Füße stellen kann. Mit zwölf Monaten hatte es schon fast alles aufgeholt, womit es in den ersten acht Monaten zurückgeblieben war. Es machte schon bald die ersten Gehversuche. Ebenso schnell begann es zu sprechen, und mit anderthalb Jahren war das Kind sauber und nässte nicht mehr ein. Die Mutter, die noch regelmäßig mit ihrer Tochter zu einer Stillgruppe ging, berichtete, dass ihre Tochter einigen Gleichaltrigen in ihrer Entwicklung schon weit voraus war.

Bis zu diesem Zeitpunkt hatte ich das Kind und die Mutter in regelmäßigen Abständen jede Woche einmal massiert. Nun verlängerten wir den Abstand zwischen den Massagen auf zwei und einige Zeit später auf vier Wochen. Die Mutter massierte das Kind noch mehrere Jahre lang, zunächst jeden Tag etwa dreißig Sekunden im Bereich der Wirbelsäule wie bisher, später in größeren Abständen, mindestens aber einmal in der Woche. Sie kam mit ihrer Tochter eine Zeit lang in größeren Abständen immer wieder zur Massage zu mir. Das Mädchen hat sich zu einem ganz normalen, gesunden Kind entwickelt, das die Grundschule besuchte und dort sehr gut mitkam. Als es später das Gymnasium besuchte, verlor ich es aus den Augen.

Dieses Kind ist für mich ein Beleg dafür, dass sich bei Kindern, die bei der Geburt unter Sauerstoffmangel litten, die Lebensqualität durch die Fußreflexzonenmassage verbessern lässt, wenn man die Eltern entsprechend informiert, damit sie das notwendige Verständnis und die Geduld aufbringen für die anfänglich kaum merklichen Veränderungen.

Beispiel 2

Eine Mutter kam mit ihrem sechs Jahre alten Jungen zu mir. Er hatte bei der Geburt einen leichten Sauerstoffmangel erlitten und konnte, bedingt durch seine Entwicklung, die Anforderungen beim Test zur Aufnahme in die Grundschule nicht erfüllen. Er sollte eine Schule für Lernbehinderte besuchen. Nach einer Serie von Fußreflexzonenmassagen entwickelte er sich so gut, dass beim Test, der nach einem Jahr durchgeführt wurde, kein Zweifel an seiner Schulfähigkeit bestand.

Wie mir wiederholt berichtet wurde, haben Kinder, die regelmäßig massiert werden, weder Erkältungskrankheiten noch sogenannte Kinderkrankheiten. Dies hängt damit zusammen, dass eine regelmäßige Reflexzonenmassage die Durchblutung anregt und damit das Immunsystem stärkt.

Windpocken und Masern

In der Vergangenheit habe ich drei Kinder im Alter zwischen zweieinhalb und vier Jahren mit Windpocken behandelt.

Da Erwachsene, die im Kindesalter keine Windpocken hatten, sich bei Kindern mit Windpocken infizieren und an einer Gürtelrose erkranken können, habe ich mich entschlossen, die Kinder so zu behandeln wie Erwachsene mit Gürtelrose. Der Erfolg gab mir recht. Der Juckreiz verschwand sofort, was für die Kinder sehr erleichternd war, und auch der Krankheitsverlauf wurde durch die Behandlung kürzer.

Durch die Anregung der Durchblutung über die Energiebahn des Dickdarms, am Nagelrand des Zeigefingers und dem Reflexbereich des aufsteigenden Dickdarms im Fuß sowie über die Reflexe der Hautpunkte seitlich unter dem ersten Zehenglied der beiden großen Zehen, wurde das Abheilen der Windpocken so positiv beeinflusst, dass die Erkrankung ohne Einreibemittel oder andere Medikamente sehr schnell abklang.

Bei Masern hilft die Anregung der Durchblutung dem betroffenen Kind wie den Erwachsenen. Die Anregung des Dickdarms an der Nagelwurzel des Zeigefingers führt zu einem raschen Rückgang des Juckreizes am ganzen Körper. Die Anregung des aufsteigenden Dickdarms am Fuß und die Massage der Hautpunkte an den großen Zehen beschleunigen ebenfalls die Gesundung.

Migräne aufgrund von Erdstrahlen

Ein achtjähriger Junge mit Dauerkopfschmerzen und Migräne bis hin zum Erbrechen, was sich wöchentlich zwei- bis dreimal wiederholte, wurde von seinen Eltern zu mir gebracht. Er litt außerdem unter spastischen Zuckungen des Kopfes und der Arme und hatte einen Sprachfehler. Ein Nervenarzt wollte ihn in eine Spezialklinik einweisen.

Nach nur wenigen Massagen, vor allem der Linie über die Bereiche der großen Zehe, gingen die Kopfschmerzen und die Migräneanfälle zurück. Die Eltern setzten daraufhin die verordneten Psychopharmaka ab, ohne dass sich der Zustand des Jungen verschlechterte. Er fühlte sich sogar körperlich wohler.

Während der Behandlung erzählte die Mutter, der Junge sei bis zu dem Zeitpunkt, in dem sie in ihr neues Haus einzogen, gesund gewesen. Nach drei bis vier Monaten in seinem neuen Zimmer begann er über Kopfschmerzen zu klagen. Als die ersten Migräneanfälle hinzukamen, glaubten die Eltern, er schiebe die Anfälle nur vor, weil er nicht in die Schule gehen wollte. Dann merkten sie aber, dass er ernsthaft krank war. Doch trotz der ärztlichen Behandlung verschlechterte sich sein Zustand immer mehr. Immer häufiger musste er der Schule fernbleiben. Der Hausarzt überwies ihn schließlich an einen Nervenarzt. Der Junge begann mit den Händen und Armen zu zucken, was sich trotz der Medikamente noch verschlimmerte. Nun bekam er zur Nervenberuhigung noch stärkere Medikamente. Das Zucken wurde so mächtig, dass er sich im Schlaf schmerzhafte Schläge am Körper und im Gesicht zufügte.

Auf meine Frage, wie er im Allgemeinen schlafe, antwortete die Mutter: „Sehr unruhig." Er bleibe am Morgen nicht im Bett liegen, sondern stehe auf, sobald er aufwache, und das sei oft sehr früh. Wenn es ihm nicht gutgehe und er länger im Bett bleiben müsse, werde er immer apathisch, und es gehe ihm zusehends schlechter, sodass er schließlich keine Lust mehr habe, aufzustehen. Als Mutter habe sie den Eindruck, je länger er im Bett liege, desto schlechter gehe es ihm. Sie habe sich allerdings bis zu diesem Zeitpunkt keine Gedanken darüber gemacht. Erst als ich sie darauf ansprach, wurde ihr bewusst, dass diese Zustände nun schon zwei Jahren andauern.

Ich schlug ihr vor, mit der Wünschelrute durch das Zimmer des Jungen zu gehen, da ich glaubte, dass es in dem Zimmer Erdstrahlen gebe. Als ich einige Tage später das Zimmer mit der Wünschelrute abging, stellte ich fest, dass mitten durch das Bett eine Erdstrahlung ging. Eine weitere Strahlung ging quer durch das Zimmer und kreuzte sich mit der ersten im Bereich des Kopfkissens, und zwar so, dass der Junge im Bett ständig zwei Strahlungen ausgesetzt war. Eine dritte Strahlung ging zudem diagonal durch den Raum und belastete den Jungen auch noch tagsüber.

Die Strahlung im Bereich des Kopfkissens war so stark, dass man sie bei ausgestrecktem Arm mit der Hand fühlen konnte. Selbst der Vater des Jungen, der der Sache eher skeptisch gegenüberstand, war über das Gefühl, das durch die Strahlung in seinem Arm und seiner Hand ausgelöst wurde, entsetzt.

Ich machte den Eltern den Vorschlag, eine Aluminiumfolie unter dem Bett auszulegen und über eine Erdleitung die statische Aufladung abzuleiten. Danach sollten sie das Schlafverhalten ihres Sohnes beobachten. Schon bald darauf berichteten sie, dass der Junge jetzt ruhiger schlafe und morgens länger im Bett liegen bleibe, ohne dass er über Beschwerden klage. Die Kopfschmerzen seien geringer, und die Migräneanfälle seien verschwunden.

Die wöchentliche Massage und die unter dem Bett ausgelegte Aluminiumfolie bewirkten eine Besserung, was die Medikamente nicht erreicht hatten. Nach etwa fünfundzwanzig bis dreißig Massagen stellten wir die Behandlung ein, da der Junge keine Migräneanfälle mehr hatte und die Kopfschmerzen endgültig verschwunden waren. Auch die Zuckungen waren wesentlich weniger geworden.

Als ich die Eltern des Jungen, der inzwischen sechzehn Jahre alt war, zufällig traf, erzählten sie, dass ihr Sohn ganz gesund sei und seit einem Jahr eine Lehre mache. Drei Jahre habe es gedauert, bis die Zuckungen vollständig verschwunden waren. Während all dieser Zeit habe er auch keinen Arzt gebraucht und auch keine Medikamente eingenommen. Zudem habe der Vater von der Kellerdecke her das Haus abgeschirmt, sodass sich die ganze Familie im Haus nun wesentlich wohler und gesünder fühle.

Als ich etliche Jahre später bei einem Wochenendseminar vor zwölf Physiotherapeuten diesen Fall als Beispiel für mögliche Schädigungen durch Erdstrahlen vortrug, meldete sich zu meiner Überraschung eine junge Frau und vermutete, dass dies auch auf ihren Mann zutreffen könne, der unter ähnlichen Problemen gelitten habe. Als ich den Namen ihres Mannes erfragte, stellte sich heraus, dass es sich zum Erstaunen der Anwesenden um eben jenen von mir geschilderten Fall handelte.

Beispiel Juri

Juri war ein Junge von nicht ganz zwei Jahren, als er das erste Mal von seiner Mutter zu mir in die Behandlung gebracht wurde. Er konnte noch nicht alleine sitzen. Wenn man ihn auf den Arm nahm, musste er im Rücken abgestützt werden. Wenn er hingesetzt wurde, nahm er die Hände hinter den Rücken, um sich abzustützen, damit er sich aufrecht halten konnte. Die Eltern erzählten, dass das Kind früher und per Kaiserschnitt geholt werden musste. Dadurch kam es zu einem Sauerstoffmangel, der einen längeren Aufenthalt in der Kinderklinik erforderlich machte. Bei der Entlassung des Kindes teilte der behandelnde Arzt den Eltern mit, dass ihr Kind schwerbehindert sei und aller Voraussicht nach nicht werde laufen können. Bis zu Beginn der Behandlung in meiner Praxis trafen die Voraussagen des Arztes zu.

Die nervliche Belastung und die damit verbundene innere Unruhe, die durch das Kind bewirkt wurden, konnte man der Mutter im Gesicht ansehen. Ich teilte den Eltern mit, dass es für die Gesundung des Kindes wichtig sei, auch die Mutter zu behandeln. Sie stimmten den Behandlungen zu, und die Mutter hatte bereits nach der vierten oder fünften Massage erkannt, wie wichtig ihre eigene Behandlung war.

Bereits nach fünf Massagen konnte Juri frei auf dem Arm sitzen und bald danach auch beim Spielen oder wenn er auf den Boden gesetzt wurde. Bei den Massagen fühlte ich eine Verknotung im Reflexbereich der Lendenwirbel. Daher riet ich den Eltern, das Kind von einem Chiropraktiker untersuchen zu lassen. Es stellte im Sitzen die Oberschenkel in einem Winkel von fast 90 Grad zur Seite hin vom Körper ab. Dabei waren die Füße zur Seite gedreht, wodurch sich das Kind nicht aufrichten konnte. Der Chiropraktiker stellte eine Verschiebung im Lendenwirbelbereich fest, die er mit mehreren Behandlungen verändern konnte. Von da an nahmen die Beine sowie die Füße allmählich eine normale Haltung an. Mit der Verbesserung der Stellung der Beinen änderte sich auch die allgemeine Körperbeherrschung. Das Kind konnte sich nun selbst aufsetzen. Es begann zu rutschen, dann krabbelte es, und schon bald versuchte es zu gehen, wenn man es auf die Beine stellte. Allerdings tat es sich damit noch sehr schwer, im Gegensatz zum Stehen:

Zuerst stellte es sich nur hin, wenn man es auf die Beinchen hob, doch irgendwann schaffte es das alleine. Von da an hielt sich das Kind überall fest und versuchte laufen zu lernen.

Ich hatte der Mutter von der ersten Behandlung an Teile der Massage erklärt und gezeigt, sodass sie während der Woche ihr Kind täglich selbst massieren konnte. Sie hatte dadurch mit der Zeit das Massieren gelernt. So war es ihr möglich, die Abstände zwischen den Massagen in meiner Praxis zu verlängern, sodass sie nur noch alle vier bis fünf Wochen zu mir kam.

Als ich erkrankte und einige Monate keine Behandlungen durchführen konnte, teilte mir die Frau in einem Brief und mit, dass Juri große Fortschritte gemacht habe und nun zu sprechen beginne. Er war inzwischen vier Jahre alt geworden.

Die regelmäßige Behandlung über einen längeren Zeitraum zeigte erneut, dass bei allen Arten von Behinderungen die Massage positive Veränderung bewirken kann und dass die Fußreflexzonenmassage besonders bei behinderten Kindern sehr sinnvoll ist.

Beispiel Lea

Wie am Beispiel von Vanessa und Juri gezeigt, ist die Fußreflexzonenmassage bei Behinderungen aufgrund von Sauerstoffmangel sehr hilfreich. Aber auch andere Behinderungen lassen sich mit der Fußreflexzonenmassage sehr gut behandeln, was der folgende Fall belegt: Bei Lea löste eine Impfung eine Behinderung aus. Lea war bis zu der Impfung ein gesundes Kind. Nach der Impfung wurde Lea zunächst einige Monate in einer Klinik behandelt und dann den Eltern mit einer Behinderung, die sie zum Liegen zwang, übergeben. Als sie zum ersten Mal in meine Praxis kam, war Lea drei Jahre alt. Sie war vollkommen apathisch, weinte sehr viel und war total abgemagert. Ihre Beinchen waren nicht viel kräftiger als ihre Arme. Nach mehreren Massagen wurde sie mit sich selbst zufriedener, weinte wesentlich weniger und begann Interesse an ihrem Umfeld zu zeigen. Sie lachte nun auch öfter, und man konnte sehen, wie sehr sie die Massagen genoss. Wie meistens in solchen Fällen, habe ich Leas Mutter gezeigt und erklärt, wie und wo sie ihre Tochter täglich selbst massieren kann, was diese auch tat.

In solchen Fällen stellen oft schon kleine Veränderungen zum Positiven für die Eltern eine Erleichterung dar. Nach etwa einem Jahr begann Lea nach den Fingern zu greifen, wenn man sie ihr hinhielt, und versuchte sich an ihnen hochzuziehen. Sie versuchte es immer wieder, bis sie es schließlich schaffte, eine sitzende Position einzunehmen, worüber sie sich sehr freute. Auch an Gewicht hatte sie im Laufe der Behandlung zugelegt. Nach einem weiteren Jahr mit regelmäßigen Behandlungen setzte sie sich während einer Massage ganz unverhofft auf und lachte uns an. Ihre Mutter und ich waren über diese Reaktion völlig überrascht. Dann ließ sie sich wieder fallen und war nicht mehr zu bewegen, sich noch einmal aufzusetzen. Bei der folgenden Massage setzte sie sich zu unserer Freude zweimal auf. Bei den Massagen zu Hause und den therapeutischen Behandlungen, die sie zweimal in der Woche bekam, tat sie das nicht. Doch dann geschah bei einer Massage erneut etwas Überraschendes: Sie lag bei der Massage wie immer auf dem Rücken, als sie sich plötzlich aufsetzte, hinlegte und wieder aufsetzte und dabei laut lachte. Das machte sie mindestens zehn- bis zwölfmal, bis sie erschöpft eine Pause einlegen musste. Dann wiederholte sie das gleiche Spiel. Bei den Massagen zu Hause und bei den Behandlungen der Therapeutin geschah nichts dergleichen. Erst nach etwa zwei Monaten setzte sie sich erstmals beim Spielen im Kindergarten auf, was bei den überraschten Betreuerinnen für keine geringe Aufregung sorgte.Von diesem Tage an setzte Lea sich immer wieder und immer öfter auf, was die Ärzte in der Klinik nicht für möglich gehalten hatten.

Lea war zum Zeitpunkt, als ich das Buch schrieb, acht Jahre alt. Sie kann mit einer Gehhilfe bis zu einem Kilometer weit gehen. Aber leider kann sie nicht sprechen. Sie versucht sich mit einigen Lauten und Gesten verständlich zu machen und besucht einen Kindergarten für behinderte Kinder, in dem sie sich sehr wohlfühlt. Ihre Mutter bringt sie in größeren Abständen immer wieder zu mir in die Behandlung. Beim letzten Besuch konnte sie mit leichter Stützung aus eigener Kraft auf ihren Beinchen stehen und Gehversuche machen.

Auch dieser Fall zeigt, dass die Massage bei entsprechender Geduld und Ausdauer selbst bei schwersten Schädigungen und Behinderungen die Lebensqualität der Betroffenen erheblich verbessern kann.

Beispiel Lisa

Lisa war zum Zeitpunkt der Abfassung dieses Buches sieben Jahre alt. Ihre Mutter brachte sie mit sechs Monaten zu mir. Lisa litt an einem starken Down-Syndrom. Ihr Gesichtchen zeigte starke Verkrampfungen, sie streckte häufig die Zunge heraus. Ich zeigte der Mutter schon bei der ersten Massage, wie sie das Kind täglich zwei bis drei Minuten massieren sollte. Zudem solle sie mit dem Kind einmal wöchentlich zur Behandlung kommen. Mit der Zeit lösten sich die Verkrampfungen des Gesichts, wodurch Lisa die Zunge nicht mehr so häufig herausstreckte. Nach etwa drei Jahren war ein deutlicher Unterschied in ihrem Aussehen zu erkennen (siehe Abbildungen). Mit fünf Jahren wurde Lisa wieder in der Uni-Klinik in Mainz untersucht. Nach Aussage der Mutter war der behandelnde Arzt vom Aussehen, dem körperlichen und geistigen Zustand Lisas sehr überrascht und sagte, dass es sich doch nicht um das Kind handeln könne, das in seinen Unterlagen beschrieben ist. Der Arzt attestierte Lisa, dass sie intellektuell einem gleichaltrigen gesunden Kind fast ebenbürtig sei.

Dieser Fall belegt, dass die Massage auch bei solchen Behinderungen die Lebensqualität deutlich verbessern kann. Für die Betroffenen und ihre Familien hat bereits die kleinste Verbesserung große Bedeutung.

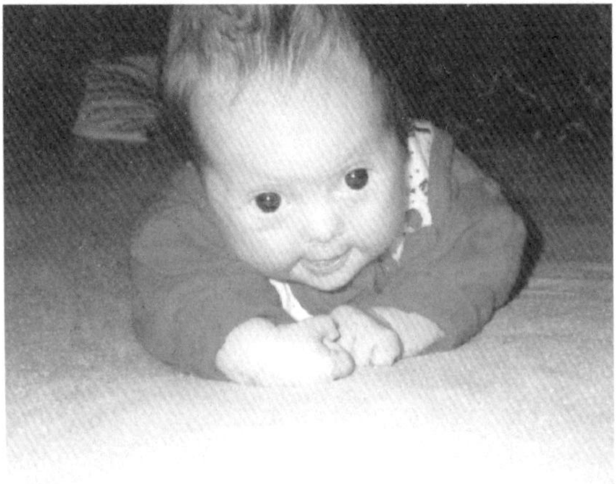

Lisa im Alter von sechs Monaten.

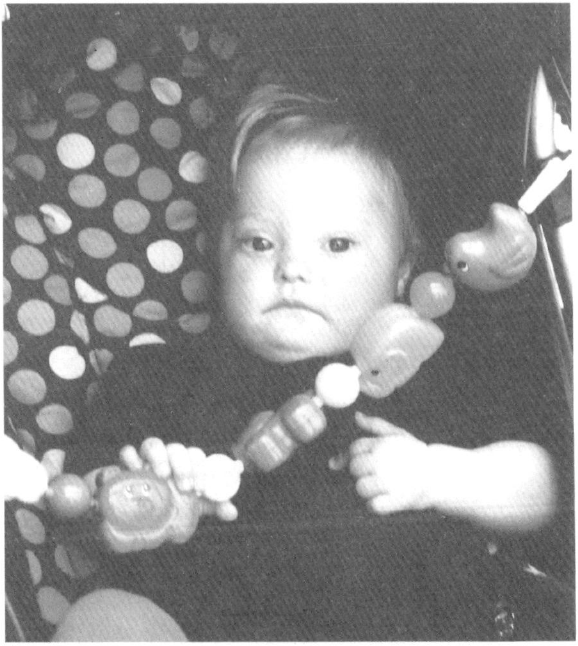

Die einjährige Lisa.

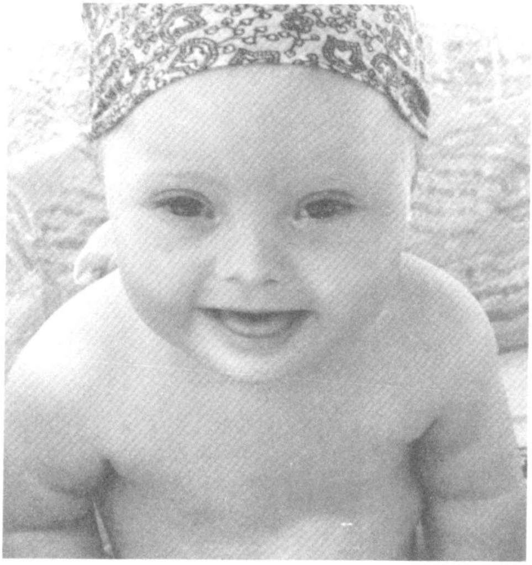

Lisa mit 1 ½ Jahren.

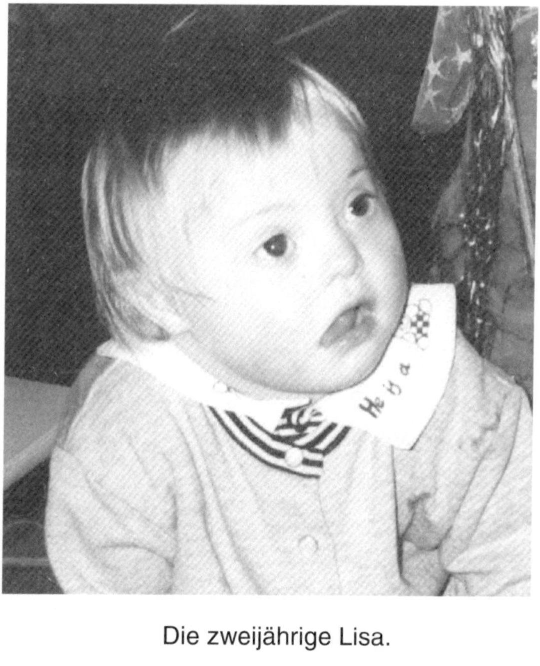

Die zweijährige Lisa.

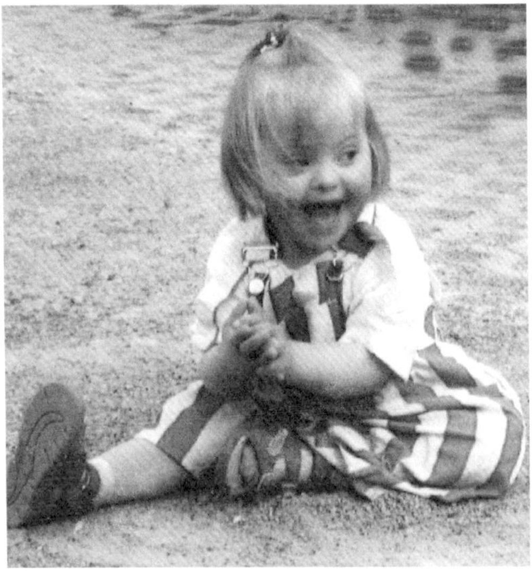

Lisa im Alter von drei Jahren.

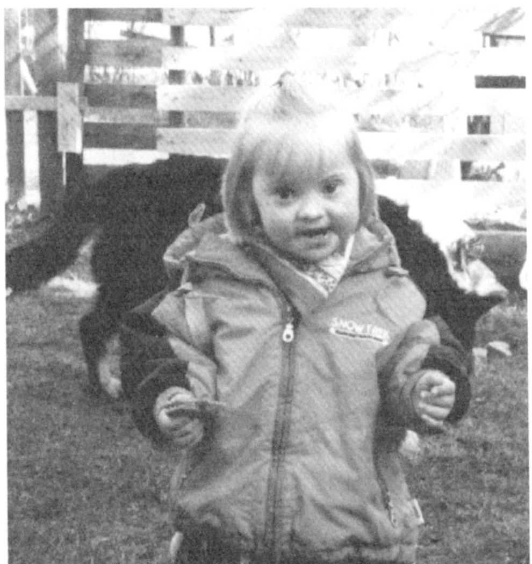

Die vierjährige Lisa.

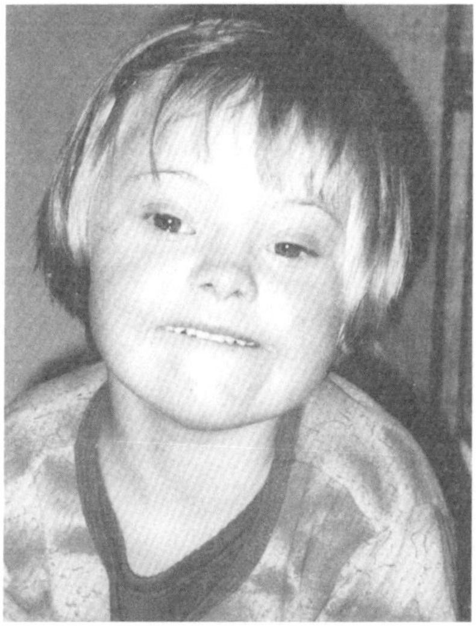

Lisa im Alter von sieben Jahren.

Wir wissen nicht, wie sich Lisa ohne Reflexzonenmassage entwickelt hätte. Doch ich bin überzeugt, dass sich Lisa ohne diese regelmäßige Behandlung – anfangs einmal in der Woche von mir und täglich von ihrer Mutter – niemals so positiv hätte entwickeln können!

Beispiel Marita

Marita, ebenso mit Down-Syndrom, kam mit sechzehn in meine Behandlung. Sie sprach nur wenige abgehackte Worte, konnte keinen vollständigen Satz bilden. Marita nässte noch ein, musste gewaschen, gekämmt und angezogen, also rundum versorgt werden. Nach etwa einem Jahr, in dem sie jede Woche einmal von mir massiert wurde, erzählte mir ihre Mutter, dass Marita bereits nach drei Monaten vollkommen trocken gewesen sei. Nach diesem Jahr wäscht sich Marita selbst und kleidet sich allein an. Sie kann bei der Kleidung rechts und links unterscheiden und weiß, was vorne und hinten sein muss. Außerordentlich bemerkenswert ist, dass sie in diesem Jahr sprechen gelernt hat. Nun kann sie ganze Sätze sprechen, und man versteht sie auch sehr gut. Marita hat in diesem Jahr, seit sie zur Massage kommt, so viel dazugelernt, wie in ihren sechzehn Jahren davor nicht.

Marita geht heute täglich in die Behinderten-Werkstatt der Lebenshilfe, in der sie sehr gut mitarbeitet. Auch ihr Beispiel zeigt, dass die Massage die Lebensqualität erheblich verbessern kann.

Beispiel Michael

Michael, ein achtjähriger Junge, kam mit seinen Eltern zu mir in die Behandlung. Michael ist hypernervös, hektisch, ohne innere Ruhe, in der Schule unkonzentriert, häufig geistig abwesend, lässt sich leicht ablenken und hat daher schlechte Noten. Die Eltern erklärten diesen Sachverhalt und wollten wissen, ob die Massagen eine Verhaltensänderung des Jungen bewirken können.

Ich konnte natürlich nichts versprechen, erklärte aber den Eltern, dass mit den Massagen eine Anregung der Durchblutung im Gehirn möglich sei und dass ich dies gern bei Michael versuchen würde.

Nach der vierten oder fünften Massage berichteten die Eltern, dass Michaels Lehrer beim Elternsprechtag ganz überrascht von den deutlichen Veränderungen Michaels gesprochen haben. Michael sei seit einigen Wochen wesentlich aufmerksamer und konzentrierter. Auch die Mitarbeit habe sich stark verbessert. Das habe logischerweise auch zu besseren Noten geführt.

Nach einigen Monaten konnten die Eltern erneut von schulischen Verbesserungen berichten, die seine Lehrer bei einem weiteren Gespräch bestätigten. Interessant war, dass Michael bei Klassenarbeiten in der Zeit vor den Massagen lediglich die Noten vier oder fünf erhielt, während die Arbeiten nun in der Regel zwei Noten besser ausfielen.

Auch dieses Beispiel belegt die positiven Wirkungen der Massagen, die die Durchblutung anregen und so für eine Verbesserung der Lebensqualität sorgen.

Auswirkungen der Röntgenstrahlen auf die Fußreflexzonen

Dass sich Röntgenstrahlen auf die Fußreflexzonenmassage auswirken, konnte ich mehrmals feststellen:

Eine an einem Vormittag durchgeführte Röntgenaufnahme wirkt vermutlich über das vegetative Nervensystem auf die Reflexzonen am Fuß und macht diese total schmerzunempfindlich. Ein Beispiel: Eine Frau mit zwei gebrochenen Mittelhandknochen wurde am Vormittag geröntgt. Am Nachmittag des gleichen Tages kam sie zur Fußreflexzonenmassage. Die Frau, die während der Massagen normalerweise immer sehr schmerzempfindlich reagierte, spürte an diesem Nachmittag bei der Massage keine Schmerzen in der Fußreflexzone. Als sie eine Woche später wieder zur Behandlung kam, hatte sie wieder die üblichen Schmerzen am Fuß.

Als nach einigen Wochen der Gipsverband entfernt wurde, war eine weitere Röntgenaufnahme notwendig. Die Frau kam nach dem Röntgen wie beim ersten Mal noch am gleichen Nachmittag zur Fußreflexzonenmassage. Dabei machten wir die gleiche Feststellung wie nach der ersten Röntgenaufnahme: Die Reflexzone war während der Behandlung ohne jedes Schmerzempfinden. Und eine Woche danach hatte die Patientin wieder Schmerzen in der Reflexzone. Diesen Zusammenhang zwischen Röntgenaufnahmen und Schmerzempfinden habe ich bei mehreren Patienten erlebt.

Die Unempfindlichkeiten in den Fußreflexzonen nach einer Röntgenbehandlung ist meines Erachtens ein Beleg dafür, dass sich die Strahlungen kurzzeitig bis in nervliche Bereiche hinein auswirken.

Allgemeine Schmerzen

Schmerzen müssen nicht immer an der Stelle, an der sie empfunden werden, krankhafte Veränderungen im Körper anzeigen. Sie weisen auch auf mangelhaftes Fließen von Energien an anderen Stellen im Körper hin. Das zeigt sich meistens in den Reflexzonen an den Füßen und Händen, über die Schmerzen empfunden werden, die jedoch von den ihnen zugeordneten Organen oder Geweben ausgehen und auf Erkrankungen verschiedener Organe hinweisen.

Beschwerden von Herz und Kreislauf sowie der Lunge und des Dick- und Dünndarms machen sich immer wieder in den Armen bemerkbar. Schmerzen der Nieren und der Blase, des Magens, der Leber, Galle und Bauchspeicheldrüse machen sich oft in den Beinen bemerkbar.

Die Schmerzpunkte des Herzens im Arm sind vielen Menschen bekannt. Im Zusammenhang mit Erkrankungen des Herzens wird immer auf die Schmerzpunkte im Arm hingewiesen. Im Gegensatz dazu wird Schmerzzuständen in Armen und Schultern, die durch andere Organe ausgelöst sind, bezüglich der Ursachen bei normalen medizinischen Behandlungsmethoden und Untersuchungen wenig oder keinerlei Beachtung geschenkt.

In unseren Armen finden wir fünf Energiebahnen, die oft mit Schmerzen oder Druckempfindlichkeit auf die zu ihnen gehörenden Organe hinweisen. Dies ist zum Beispiel die Energiebahn der Lungen und damit der Bronchien. Sie beginnt am Daumen. Am Zeigefinger ist es die Energiebahn des Dickdarms, und am kleinen Finger beginnt die Energiebahn des Dünndarms. Die des Kreislaufes beginnt an der Fingerspitze des Mittelfingers, und die allgemein bekannte Energiebahn des Herzens beginnt an der Innenseite des Fingernagels des kleinen Fingers.

Diese Schmerz- bzw. Energiebahnen beginnen alle in den Fingerkuppen und enden bei der Achsel, dem vorderen und hinteren Schulterbereich. Die Energiebahn des Dickdarms zieht sich über den Hals bis zur Nase hin. Die Beine, die von sechs Energiebahnen durchzogen werden, werden der Leber und Galle, den Nieren und der Blase, der Milz und der Bauchspeicheldrüse sowie dem Magen zugeordnet.

Diese Energiebahnen beginnen in den Zehen und im Mittelfuß. Sie enden in verschiedenen Körperteilen bis hin zum Kopf und werden bei der Suche nach den Ursachen der Schmerzen viel zu wenig beachtet.

Ich habe bereits hinlänglich gezeigt, wie man die Energiebahnen bei Schmerzen nützt. Nur so viel noch einmal: Es ist nicht wichtig, ob man beim Suchen der Schmerzpunkte am Anfang oder am Ende eines Meridians beginnt. Wichtig ist vielmehr, dass man sie sucht und findet und dass man sie den Organen, zu denen sie gehören, zuordnen kann.

Die Behandlung der Schmerzen in den Energiebahnen geschieht immer auf die gleiche Weise: Man massiert immer in den Reflexzonen am Fuß und macht Wärmeauflagen im Bereich der Organe und Massagen in den Meridianen. Sollten sich die Beschwerden über mehrere Behandlungen nicht bessern, sollte der Patient einen Arzt konsultieren.

Schulter- und Oberarmschmerzen fallen nicht immer in den Behandlungsbereich eines Orthopäden. Bei diesen Beschwerden sollte man, wenn die Methoden des Orthopäden mit Spritzen, Einreibungen, Massagen, Fango etc. nicht den erwarteten Erfolg bringen, einen Arzt für Innere Medizin, nach Möglichkeit einen Gastroenterologen, aufsuchen, um die Funktionen der Verdauungs- und Stoffwechselorgane untersuchen und behandeln zu lassen. Schulter- und Oberarmschmerzen machen oft auf Probleme des Dünn- und Dickdarms aufmerksam.

In meiner Praxis der Fußreflexzonenmassage habe ich mehrere solcher Vorkommnisse erlebt. Zum Beispiel mussten sich zwei Frauen wegen eines Myoms einer Enddarmoperation unterziehen. Sie kamen mit Schmerzen im Oberarm und dem vorderen Schulterbereich zu mir zur Massage.

Zwei Frauen, die wegen Schmerzen im Bereich der Schulterblätter zu mir kamen, mussten sich wegen eines Darmverschlusses einer Dünndarmoperation unterziehen. Bei einer der Frauen betrug die Zeit nach dem Beenden der Massage bis zur Operation zehn Wochen, bei der zweiten der Frauen etwas über vier Monate. Bei allen diesen Frauen waren nach ihren Aussagen nach der Darmoperation die Schmerzen im Schulter- und Oberarmbereich verschwunden. Sie betonten mehrmals unabhängig voneinander, dass sie sich nach ihrer Operation an meine Vermutung bezüglich der Darmerkrankung erinnert hätten. Zu Beschwerden im Schulterbereich kam es vereinzelt auch bei Verstopfung, hartem Stuhl sowie Durchfall.

Reflexe in der Hand

Es gibt verschiedene Aufzeichnungen über Reflexpunkte in der Hand. Sie haben fast immer die gleichen Anordnungen wie an den Füßen.

Das ist aber nur bedingt korrekt. Vergleicht man nämlich die Veröffentlichung Nr. 0045/77 über die Reflexzonen der Hand der Firma *Lomapharm*, die mir die Nutzung dankenswerter Weise erlaubt hat, mit anderen Aufzeichnungen zu Handreflexzonen, lässt sich kaum noch eine Übereinstimmung finden. Die Unterschiede sind derart gravierend und mit den üblichenAufzeichnungen in Büchern und Tafeln nicht zu vergleichen.

Ich arbeite bei allen Massagen an der Hand ausschließlich nach dieser Druckschrift und habe damit sehr gute Erfahrungen gemacht. Meine Erkenntnisse gebe ich immer auch an meine Patienten weiter. Ich zeige ihnen, wie und wo sie sich bis zum nächsten Termin an den Händen selbst massieren können, um den Zustand zu erhalten, zu bessern oder die Beschwerden zu lindern.

Bei Massagen, wie sie in der Druckschrift beschrieben sind, sind in den Organen und Geweben oft deutliche Reaktionen zu spüren. So habe ich zum Beispiel selten jemanden erlebt, der die Massage der Thymusdrüse an der Hand im Brustbereich – wie die der Wirbelsäule und mehr – nicht mitgefühlt hatte.

Erkältungen der oberen Atemwege (Halsentzündungen, Bronchitis) sind über den Mittelfinger sehr gut zu beeinflussen. Ebenso erleichtert diese Massage Beschwerden bei Asthma und Staublunge sehr stark. Bei einem von mir Behandelten, der an Staublunge litt, hat sich die Abhustzeit von fast einer Stunde am Morgen bis auf fünf bis zehn Minuten reduziert.

Arme und Beine reagieren auf die Massage des kleinen Fingers und des Ringfingers äußerst intensiv. Patienten, die sich einer Dialysebehandlung unterziehen müssen, leiden immer wieder sehr unter Krämpfen in den Beinen. Durch die Massage des Ringfingers ist diese Belastung auf ein Minimum reduzierbar. Beschwerden in den Armen sind mit Massagen des kleinen Fingers zu lindern.

Mit der Massage des Wirbelsäulenreflexes, der sich vom Grundgelenk des Ringfingers zum Ellengelenk des Handgelenks hinzieht, lässt sich die Wirbelsäule sehr gut beeinflussen.

Über den Reflexpunkt des Sehnervs konnte ich im Zeitraum eines Jahres die Sehkraft meiner Tochter von 28 Dioptrien auf 22 Dioptrien senken. Diese Besserung hielt mehrere Jahre an. Da sie sich später nicht mehr massieren ließ, erhöhte sich der Wert wieder auf 24 bis 25 Dioptrien.

Die Magenpunkte der Hand entlang der Linie am Daumenballen sind sehr entlastend für den Magen und helfen gegen Sodbrennen.

Die Reflexpunkte der Nieren, des Hypothalamus, der Milz und der Hypophyse helfen bei allen Arten von Beschwerden, z.B. bei Blutergüssen, Zerrungen und sogar bei Knochenbrüchen. Wenn über die Hand anmassiert wird, werden die Schmerzen und Schwellungen rasch abgebaut.

Wenn nach einer Operation diese Punkte sowie der Reflexbereich, in dem eine Operation ausgeführt wurde, anmassiert wird, lässt sich ein Bluterguss so gut wie vermeiden, zumindest geht er sehr rasch zurück. Ich habe das an mir selbst zweimal erlebt und mit dem behandelnden Arzt darüber gesprochen, der darüber sehr verwundert war, dass sich fast kein Bluterguss gebildet hatte.

Die positive Beeinflussung durch die Massage bei Blutergüssen und Schwellungen nach Unfällen und Operationen habe ich häufig in meiner Praxis erlebt.

Hand-Reflexzonen

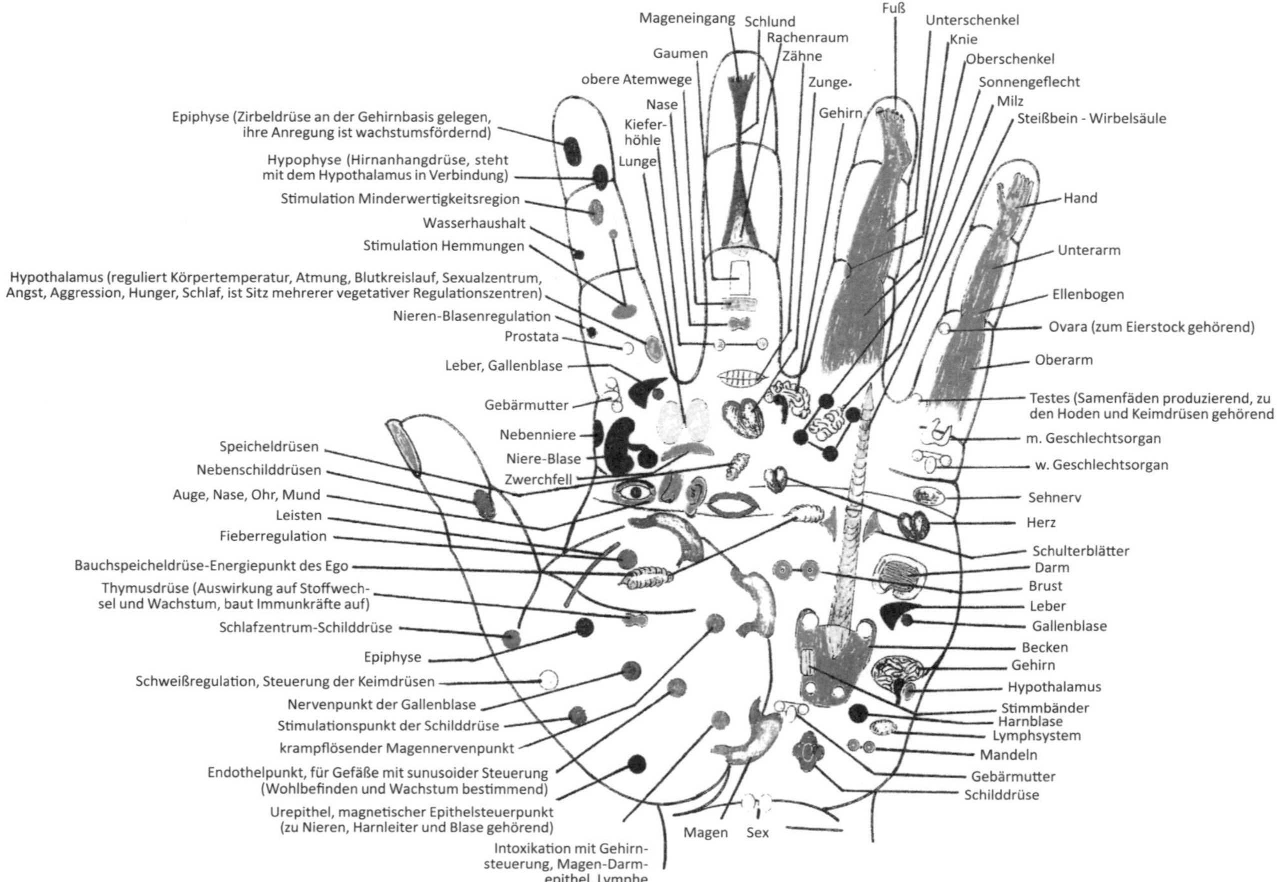

Fußreflexe

Rechter Fuß

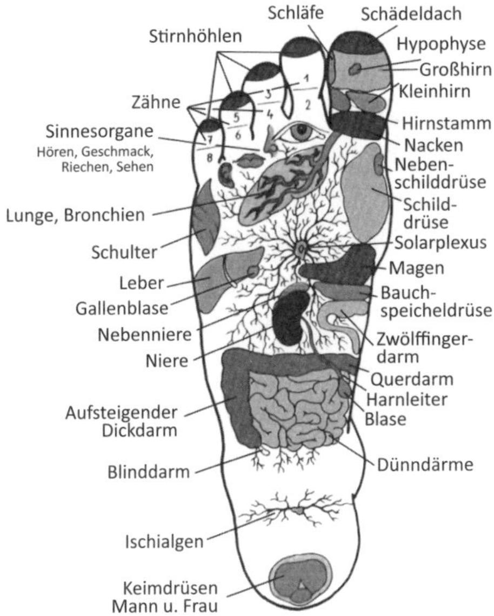

Linker Fuß

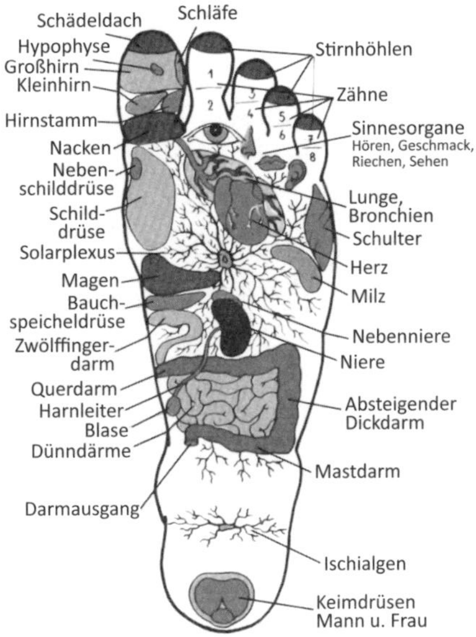

Fußinnenseite

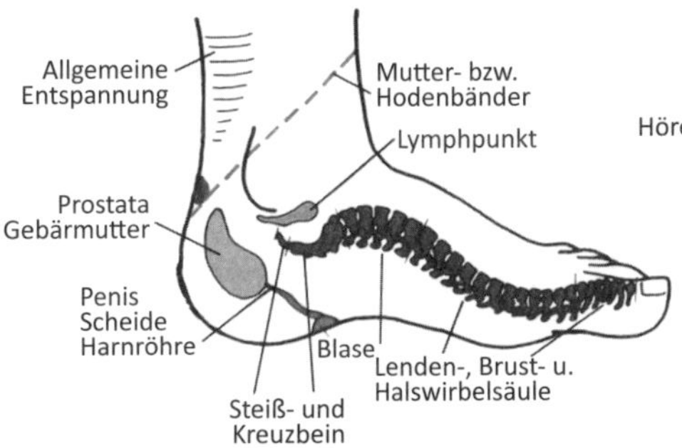

Fußaußenseite

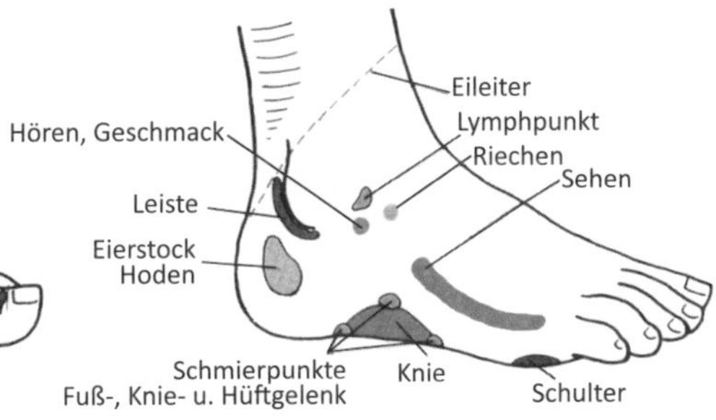

Rechter Fußrücken

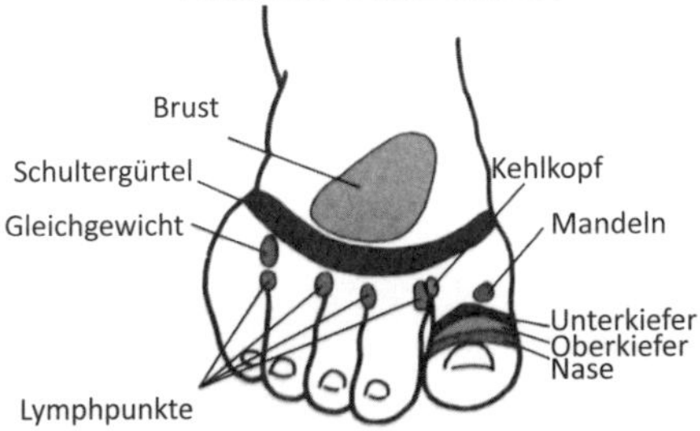

Linker Fußrücken

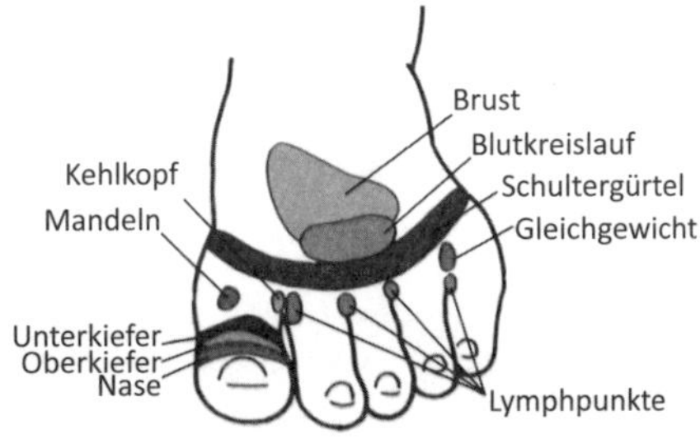

Maßwert *CUN*

Das chinesische Maß *CUN* hat in der Lehre der Akupunktur eine festgesetzte Länge, die vom Körper bestimmt wird. Es gilt als anatomisch vorgegeben. Daher hat jeder Mensch sein eigenes *CUN*, das bei jeder Behandlung immer zuerst ermittelt werden muss. Dazu legt man die Fingerspitze des Mittelfingers an das Gelenk des ersten Daumengliedes. Jetzt misst man die Länge zwischen den beiden sichtbaren Faltenenden des Mittelfingers. Diese Länge zeigt das persönliche *CUN* von Akupunkturpunkt zu Akupunkturpunkt an, mit dem gemessen werden sollte. Es ist für alle Meridiane des Körpers individuell bindend und kann nicht auf einen anderen Menschen übertragen werden. Außer dem *CUN* gibt es noch das Maß „FEN“. Es entspricht einem Zehntel des *CUN*, ist aber für unsere nahezu Arbeit unerheblich.

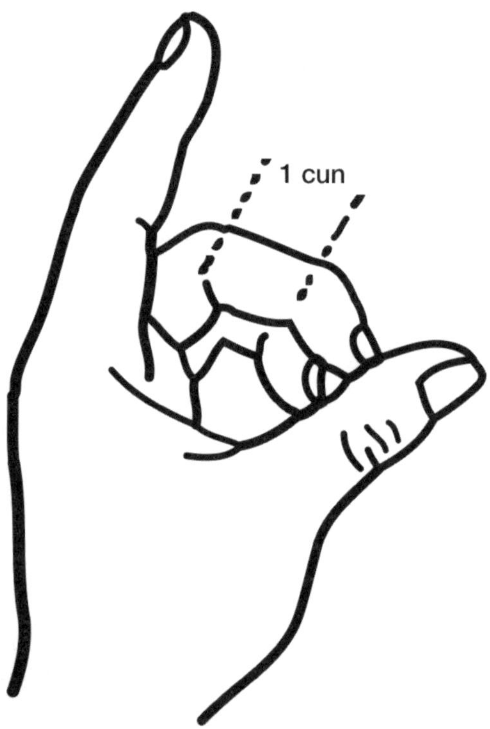

Herzmeridian

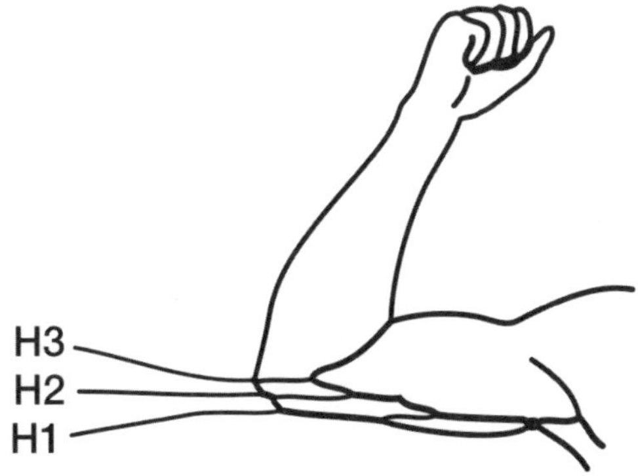

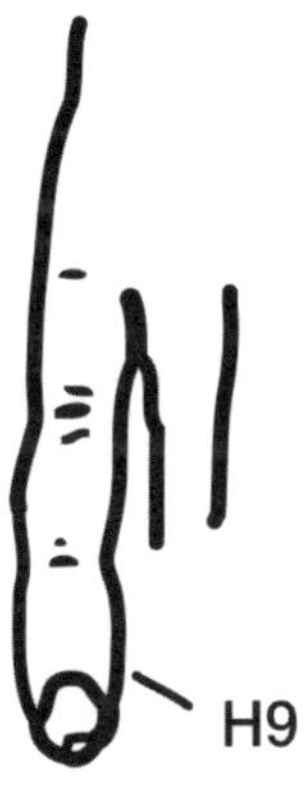

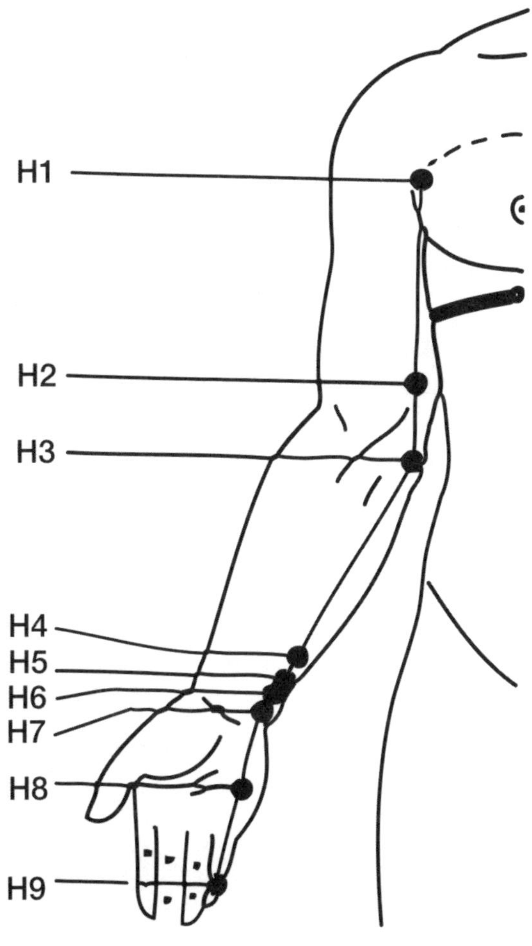

H1: In der Achselhöhle liegend, direkt an der Axillararterie.
H3: Am medialen Ende der Ellenbogengelenksfalte beim Beugen des Armes.
H4: 3 Cun oberhalb von H7, über der Handgelenksfurche.
H5: 2 Cun oberhalb von H7, über der Handgelenksfurche.
H6: 1 Cun über der Handgelenksfurche.
H7: An der Handgelenksfurche zwischen den Sehnen zum knochigen Vorsprung an der Außenseite der Handfläche (wenn man eine Faust macht und die Hand einwärts biegt, zeigt sich dort H7 als eine kleine Vertiefung).
H8: Beim Schließen der Faust, zwischen den Fingerspitzen des vierten und fünften Fingers.
H9: An der inneren Nagelecke des kleinen Fingers.

Das Herz ist hauptverantwortlich für den Energiekreislauf im gesamten Körper. Das wichtigste Organ des Körpers ist in der Volksweisheit für vieles maßgebend. Redewendungen wie „Ans Herz gewachsen“, „Ein weiches Herz“, „Ein großes Herz“, „Ein mutiges Herz“ oder „Das Herz am rechten Fleck haben“, Hartherzig sein“ etc. zeigen uns, welche Bedeutung dem Herzen schon immer beigemessen wurde. Daher haben Schmerzen im linken Arm, in der Energiebahn des Herzens, größere Bedeutung als Schmerzen anderer Organe, die sich in ihren Energiebahnen, die die Arme durchziehen, bemerkbar machen.

Schmerzen im Arm, die vom Herzen ausgehende Beschwerden anzeigen, kann man vom kleinen Finger an, den Arm hoch bis zur seitlichen Achselhöhle erfühlen und ertasten. An der Innenseite des kleinen Fingers, an der unteren Nagelkante, endet der Herzmeridian, den man als H9 bezeichnet. Er ist ein sehr intensiver Behandlungspunkt bei allen Herzbeschwerden.

Bei Schmerzen im Arm, die man im Herzmeridian feststellt, sollte man mit der Massage am kleinen Finger beginnen und sie über den ganzen Arm ausdehnen. Zudem sollte man den wichtigsten Punkt für das Herz, an der Hand zwischen den Gelenken des Zeige- und Mittelfingers an der rechten und linken Hand, mit stärkerem Druck massieren.

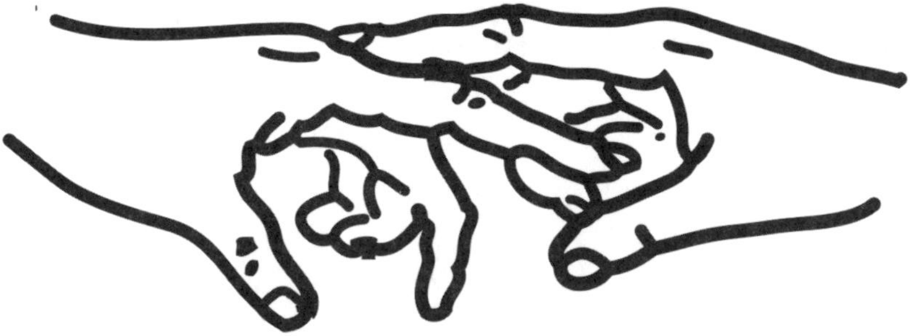

Diesen Punkt sollte man den Patienten unbedingt zeigen und erklären, damit er sich an dieser Stelle täglich selbst massieren kann. Der angewandte Druck sollte einen spürbaren Schmerz an den Fingergelenken auslösen.

Diese Massage ist sehr hilfreich nach einem Herzinfarkt und bei allen Arten von Herzbeschwerden wie Stiche, Druck, Atemnot usw. Sie regt die Durchblutung der Herzkranzgefäße an und versorgt das Herz verstärkt mit Sauerstoff. Sie kann bei einem Herzanfall lebenserhaltend sein, bis ein Arzt eintrifft. Zudem sollte man bei allen Herzerkrankungen immer wieder im Wirbelsäulenreflex am Fuß den Bereich des zweiten Brustwirbels beobachten. Dort zeigt sich oft eine punktförmige, leicht rötliche bis stark rote Verfärbung, die nur bei schwereren Störungen im Herzbereich sichtbar wird. Die Größe kann einen bis zwanzig Millimeter betragen.

Kreislauf-Sexual-Meridian

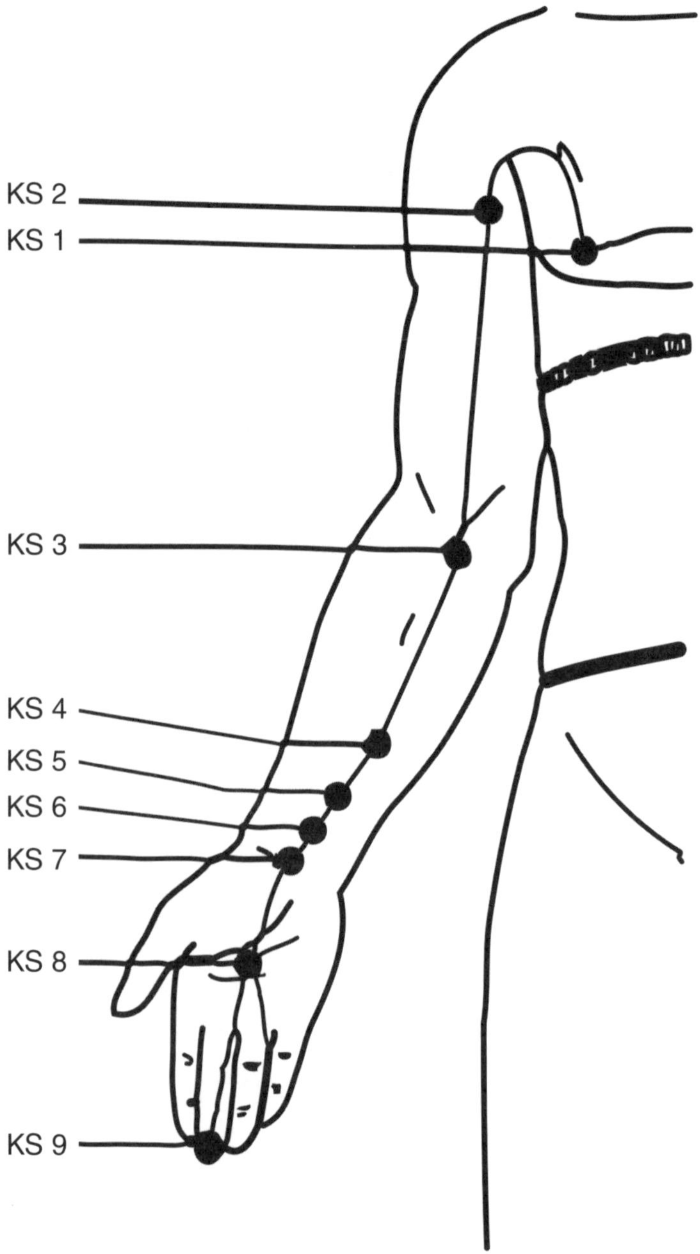

KS 1: 1 CUN seitlich der Brustwarze zur Achsel hin.
KS 2: Etwas über Punkt 1, im Muskel des Oberarmes.
KS 3: In der Mitte der Ellenbeuge.
KS 4: In der Mitte des Unterarmes.
KS 5: 3 CUN oberhalb der Handgelenksfalte, zwischen den Sehnen im Beugemuskel.
KS 6: 2 CUN oberhalb der Handgelenksfalte, wie bei KS 5.
KS 7: Mitten in der Handgelenksfalte zwischen den Sehnen.
KS 8: Zwischen dem Mittel- und Ringfinger in der Handinnenfläche, wo der Mittelfinger beim Beugen auf die Hand aufkommt.
KS 9: An der Spitze des Mittelfingers.

Schmerzen in den Armen, besonders in der Fingerspitze des Mittelfingers, deuten oft auf Kreislauferkrankungen hin. Niederer oder zu hoher Blutdruck, Schwindelgefühl und Gleichgewichtsstörungen lösen meistens Beschwerden in den Armen und dem Mittelfinger aus.

Die aufgezeichneten Punkte, besonders KS 6 und KS 7, die stark aktivierend sind, sollten dann mit leichtem Druck und intensiv massiert werden.

Lungen-Meridian

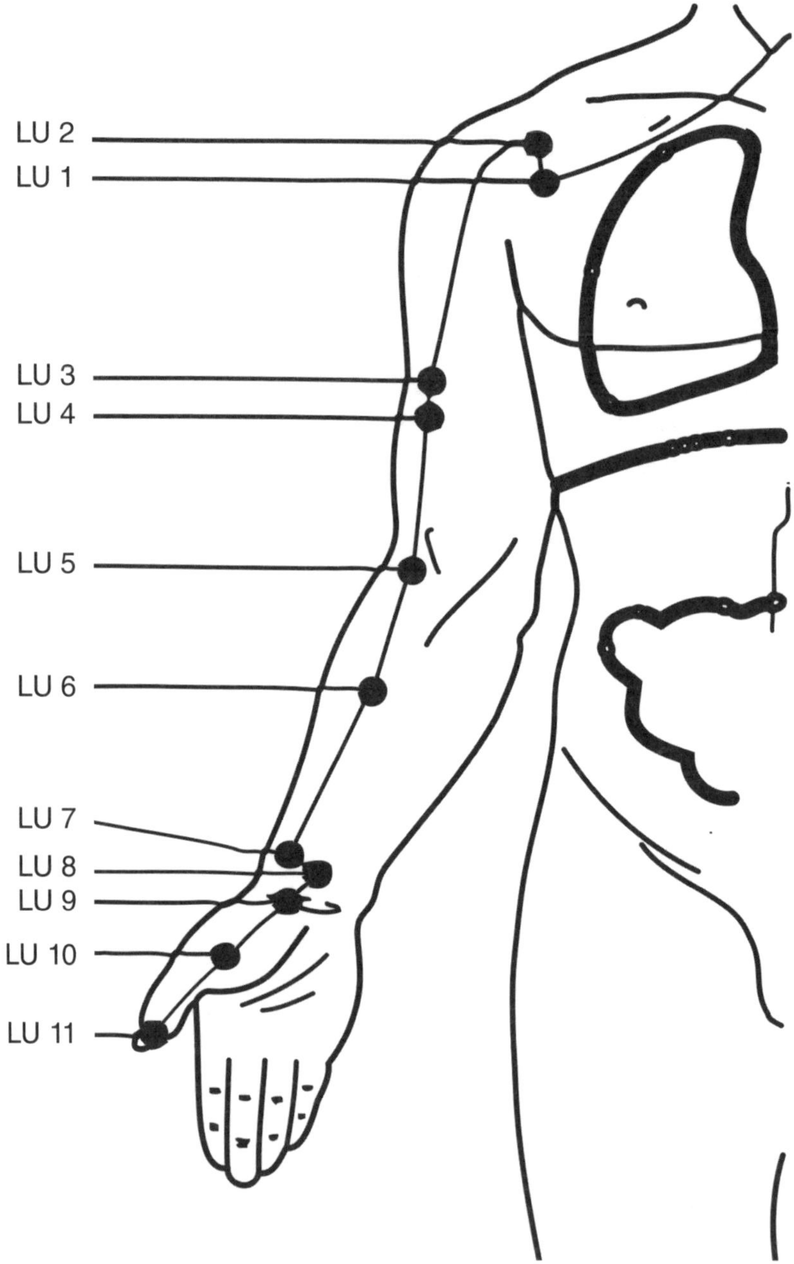

LU 1: Der Punkt ist zwischen der ersten und zweiten Rippe, zweieinhalb CUN unterhalb des Schlüsselbeins.

LU 2: Über Punkt LU 1, zwei CUN an der Unterkante des Schlüsselbeins.

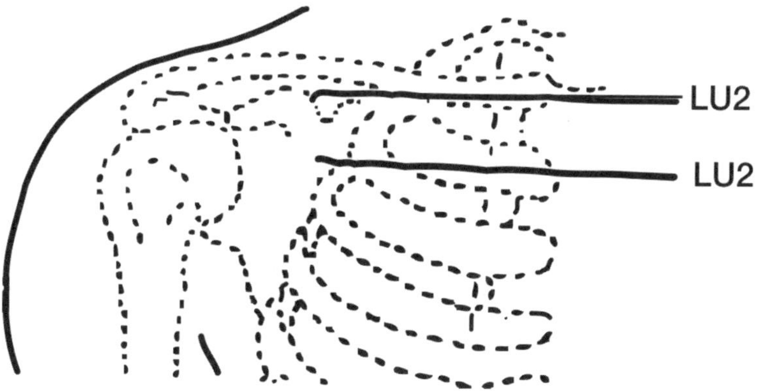

LU 3: Drei CUN seitlich der Achselfalte, am unteren Bizepsrand.

LU 4: Ein CUN tiefer.

LU 5: In der Ellenbogenfalte, seitlich der Sehne. Wenn man eine Faust macht und dabei den Arm beugt, findet man LU 5 in der sich bildenden Falte.

LU 6: Zwei CUN unter LU 5.

LU 7: Wenn man Daumen und Zeigefinger spreizt und die andere Hand in diese Spreizung legt, erreicht der Zeigefinger den Punkt oberhalb der Handgelenksfalte.

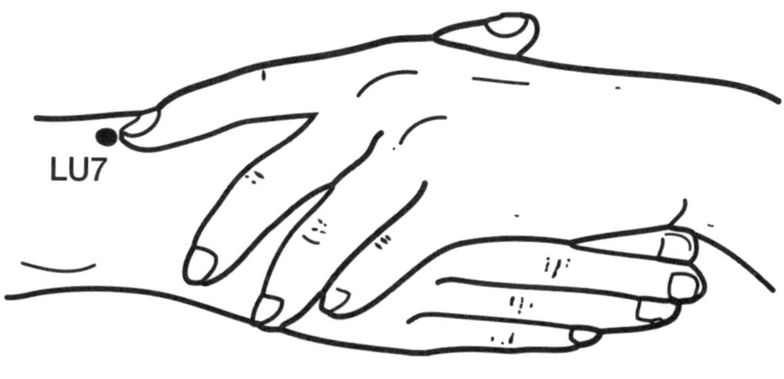

LU 8: In der Mitte des Handgelenks, auf der zweiten Handgelenksfalte.

LU 9: Wenn man eine Faust macht und das Handgelenk beugt, findet man ihn in der ersten Falte des Handgelenks an der Daumenseite, wo man einen leichten Puls fühlen kann.

LU 10: In der Mulde unter dem zweiten Daumengelenk.

LU 11: An der Außenseite des Daumens, dicht bei der Nagelwurzel.

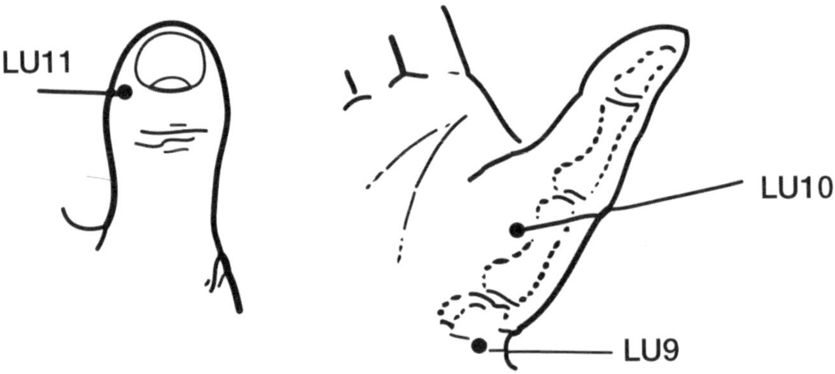

Der Meridian für die Lunge ist der gleiche wie der Herz-, Kreislauf-, Sexual-, Dünndarm- und Dickdarmmeridian. Um die Ursache des Schmerzes in Schulter und Arm zu erkennen, muss man wie oben beschrieben vorgehen.

Schmerzen in Arm und Schulter, die durch die Bronchien oder sonstige Beschwerden der Lunge ausgelöst werden, sind durch die Massagen oder Bestrahlungen und ähnliche Behandlungen von Arm und Schulter so gut wie nicht abzubauen. Dies geht nur über die Behandlung des Lungenmeridians oder der Lunge selbst.

Magen-Meridian

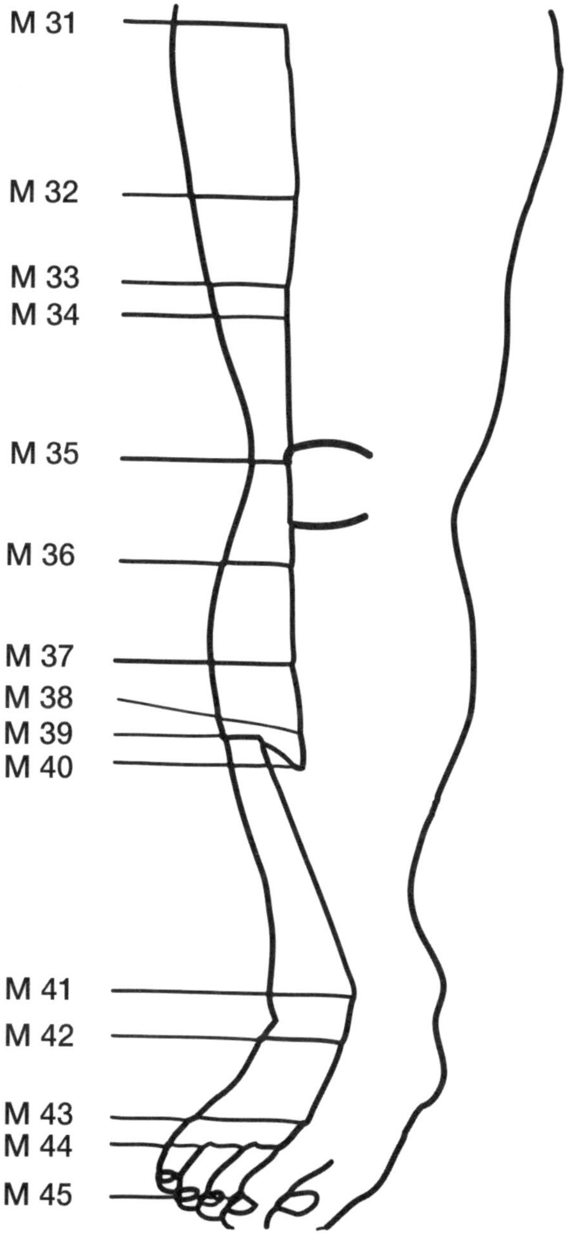

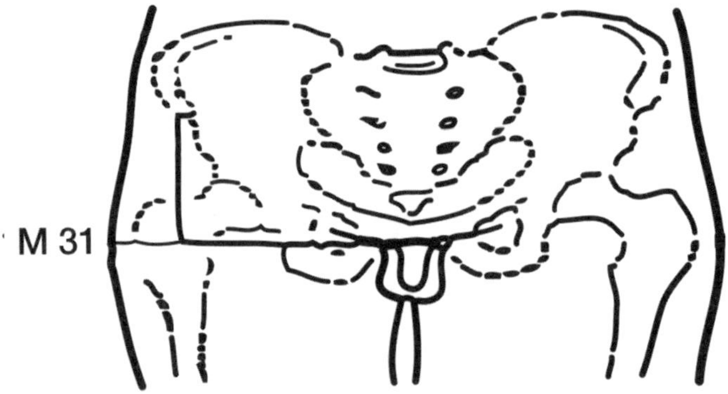

M 34: Zwei CUN über der oberen Kante der Kniescheibe, in der sich dort befindlichen Mulde.

M 36: Wenn man Zeige- und Mittelfinger an die Unterkante der Kniescheibe anlegt, berührt der Mittelfinger den Akupunkturpunkt.

M 41: In der Mitte des vorderen Sprunggelenks, zwischen den Sehnen.

M 44: Zwischen der zweiten und dritten Zehe, in der Vertiefung beim zweiten Zehenknochen.

M 32: Wenn man das Knie anwinkelt, den Handballen auf die Kniescheibe drückt und dabei die ausgestreckte Hand auf den Oberschenkel legt, berührt man mit der Fingerspitze des Mittelfingers den Akupunkturpunkt.

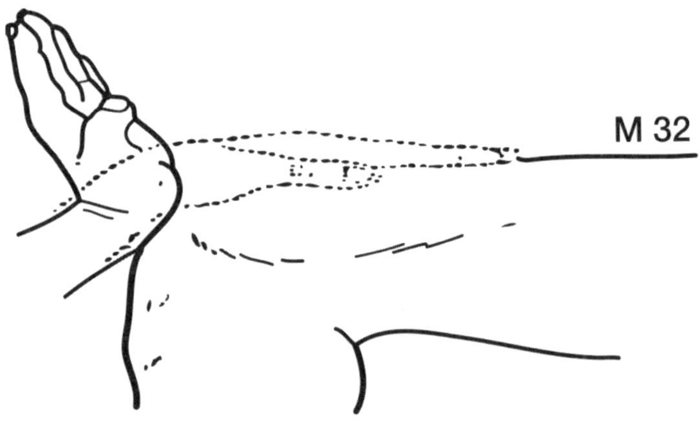

Der Magenmeridian beginnt unterhalb des Auges und zieht sich über den ganzen Körper bis zur zweiten Zehe hin. Bei der Fußreflexzonenmassage ist der Bereich des Beines der Teil, dem man besondere Beachtung schenken sollte.

Magenleiden deuten sich sehr oft mit Schmerzen in den Beinen an, d.h., im Magenmeridian. Die Schmerzen können in den Leisten beginnen und sich über den vorderen Oberschenkel, seitlich an der Kniescheibe vorbei, entlang der Außenseite des Schienbeins über die Sehnen des Fußgelenks bis zur äußeren Ecke des Zehennagels der zweiten Zehe hinziehen. Schmerz in der Zehe deutet besonders auf den Magen hin. Mit sollte ihn mit der Fußreflexzonenmassage behandeln, wobei man die Bereiche des Magens, der Bauchspeicheldrüse, der Leber und Galle sowie die der Därme, also des gesamten Verdauungsbereiches, etwas intensiver massieren sollte. Die Akupunkturpunkte, vom Fuß das ganze Bein hinauf massiert, sind sehr entlastend. Eine spürbare Erleichterung der Schmerzen in den Beinen sollte sich schon nach wenigen Massagen zeigen. Geschieht dies nicht, sollte der Patient einen Arzt konsultieren und seinen Magen untersuchen lassen.

Ich darf noch einmal darauf hinweisen, dass bei derartigen Schmerzen im Bereich der Meridiane das Organ mit Schmerzen nicht unbedingt reagieren muss.

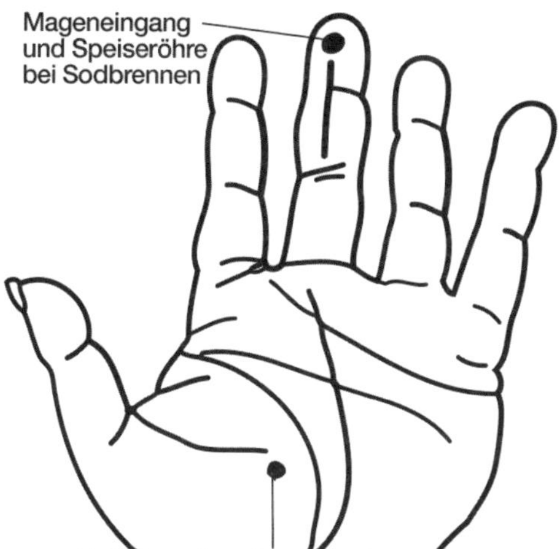

Diese zwei Massagepunkte sollte man bei allen Magenleiden zwei- bis dreimal täglich jeweils dreißig Sekunden lang massieren.

Dünndarm-Meridian

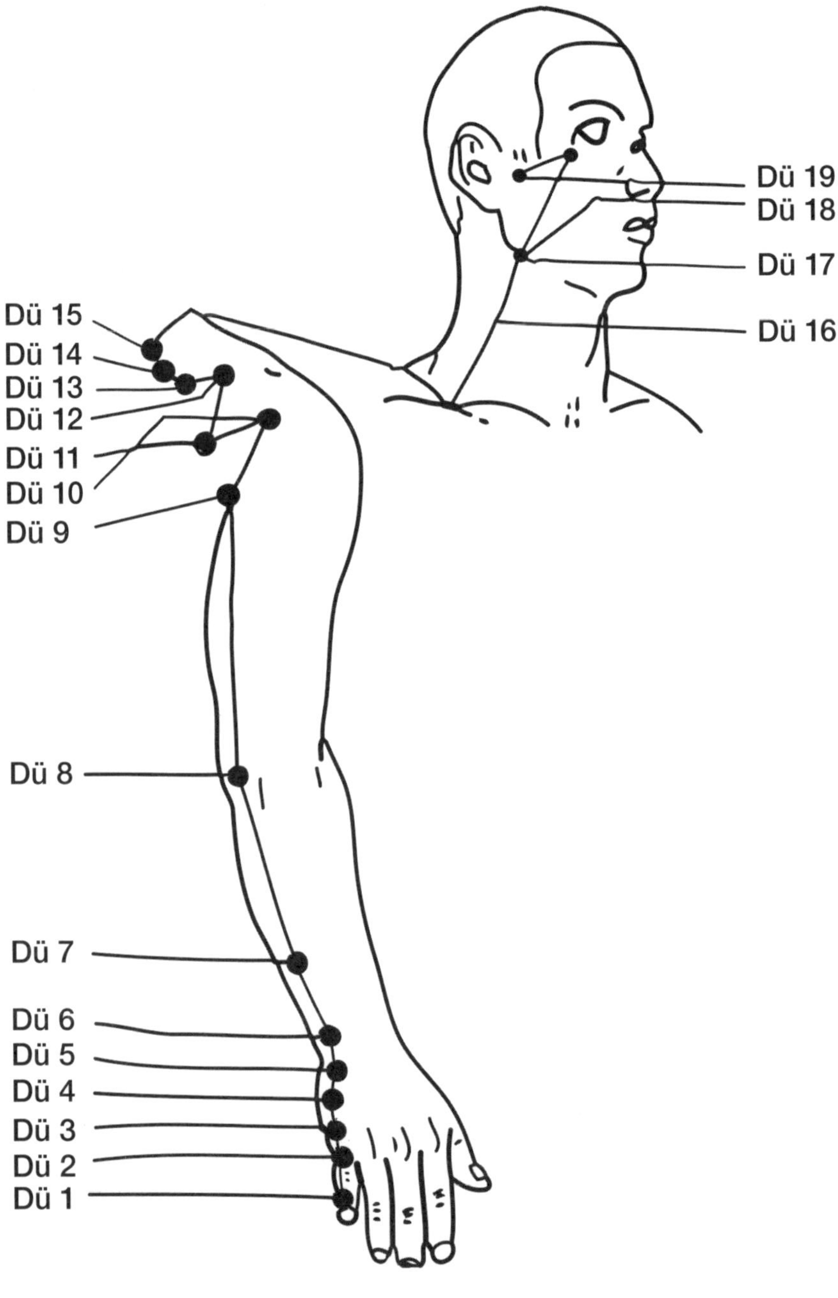

DÜ 1: Am äußeren Nagelwinkel des kleinen Fingers.

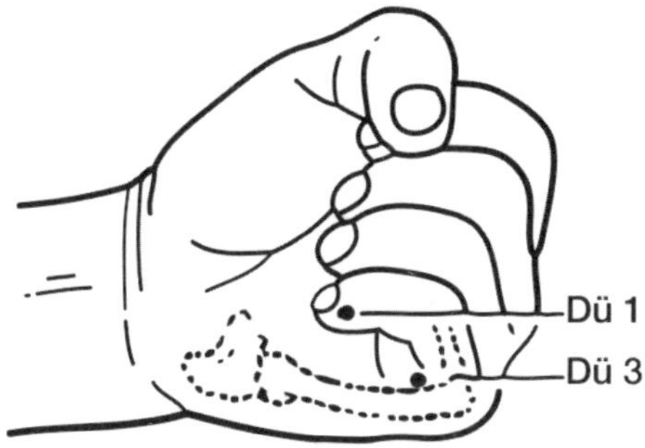

DÜ 2: In der Mulde vor dem ersten Fingergelenk.

DÜ 3: In der Falte, die hinter dem kleinen Finger erscheint, wenn man eine Faust macht.

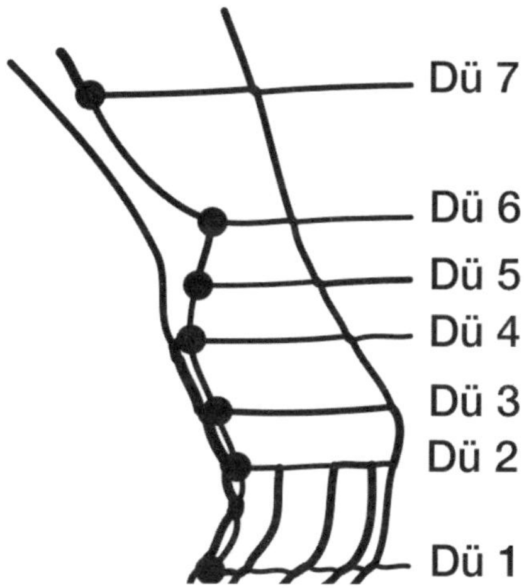

DÜ 4: An der Außenseite des Handgelenks, in einer Vertiefung des Mittelhandknochens.

DÜ 5: Seitlich am Handgelenk in der Vertiefung.

DÜ 6: In der Vertiefung, seitlich hinter dem Ellengelenk.

DÜ 7: An der Außenseite des Unterarms, in der Mitte zwischen Handgelenk und Ellenbogengelenk.

DÜ 8: Am Muskelansatz am Ellenbogengelenk in der Vertiefung.

DÜ 9: Am Oberarm am Auslauf der Achsel.

DÜ 10: Über der Achsel am Schulterblatt.

DÜ 11: Auf der horizontalen Linie zwischen dem vierten und fünften Brustwirbel.

DÜ 14: Auf der Verbindungslinie zwischen DÜ 9 bis 10 und dem zweiten Brustwirbeldorn in einer Vertiefung.

DÜ 15: In der Verlängerung wie bei DÜ 14 beschrieben. Schulterschmerzen, besonders im Bereich der Schulterblätter, machen oft auf den Dünndarm aufmerksam. Es sind die Schmerzen, die sich durch Behandlungen mit Spritzen, Einreibungen, Massagen und Bestrahlungen usw. nicht beheben lassen.

Suchen Sie die Schmerzpunkte, und vergleichen Sie diese mit den Aufzeichnungen des Dünndarm-Meridians. Massieren Sie diese sowie die Reflexzonen des Dünndarms.

Wenn die Schmerzen nicht nachlassen, sollte der Behandelte seinen Hausarzt konsultieren und den Dünndarm von einen Facharzt untersuchen lassen.

Dickdarm-Meridian

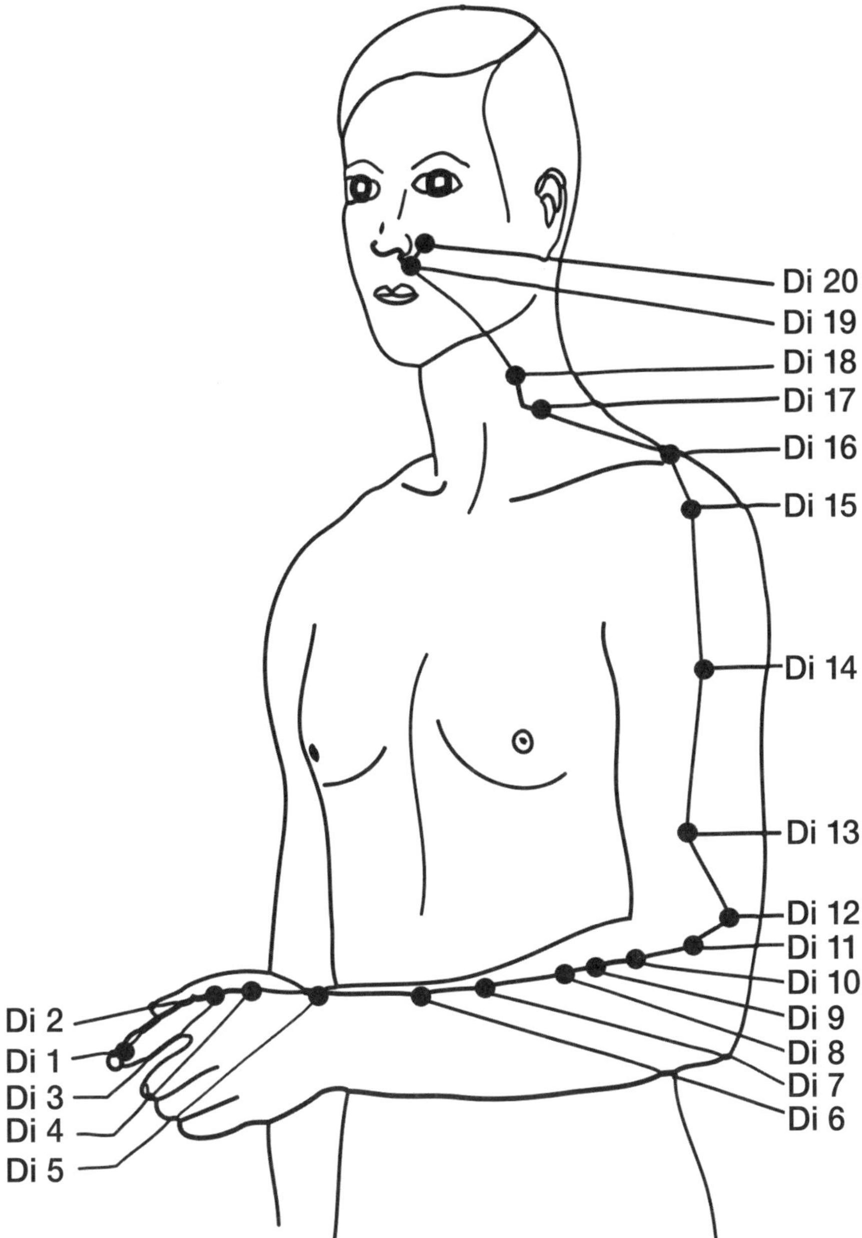

DI 1: An der Daumenseite des Zeigefingers, seitlich der Nagelbasis.

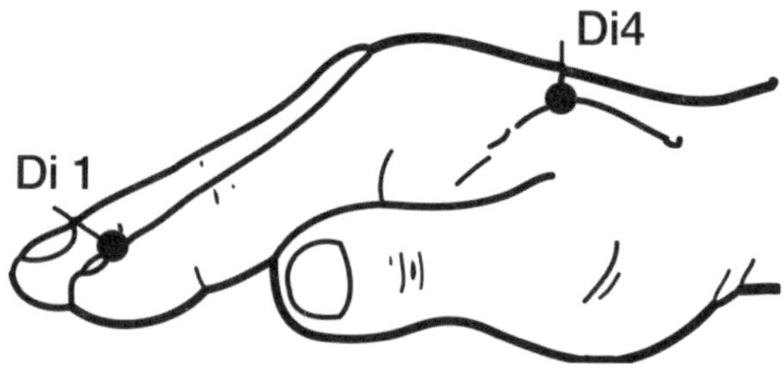

DI 4: In der Mitte der Mulde zwischen dem ersten und zweiten Mittelhandknochen.

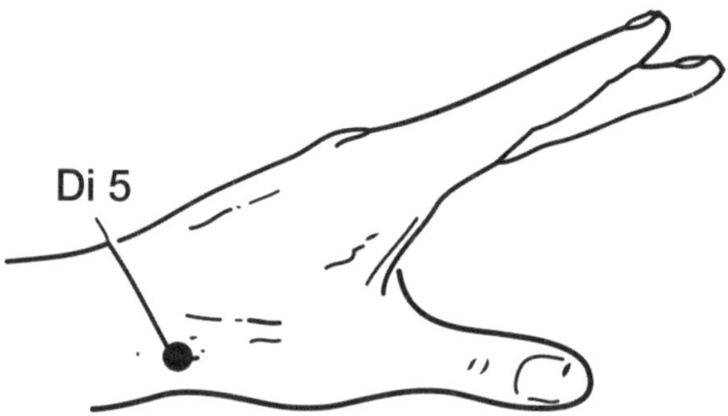

DI 7: In der Mitte zwischen der Handgelenk- und der Ellenbogenfalte (bei geschlossener Faust und Auswärtsdrehung des Unterarms ist er leicht fühlbar).

DI 10: Bei angewinkeltem Unterarm, etwa 2 CUN von der Ellenbogenfalte entfernt, gut zu erstasten.

DI 11: Wie bei DI 10. Der Punkt ist am Ende der Ellenbogenfalte an der Außenseite zu erstasten.

DI 15: In der Vertiefung an der Außenseite des Schulterblattes. Wenn die Person den gebeugten Arm in einem Winkel von 90 Grad vom Körper anhebt, ist die Vertiefung leicht zu sehen.

DI 16: Am äußeren Ende in der Mulde zwischen Schlüsselbein und Schulterblatt.

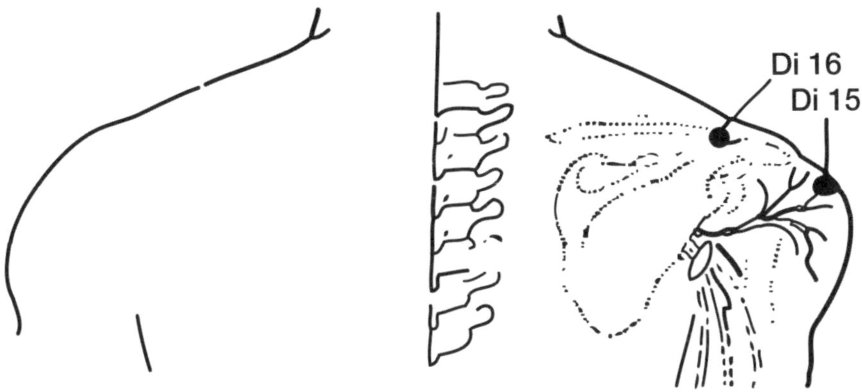

DI 17: Seitlich am Hals, in der Höhe des Kehlkopfes
DI 18: Wie DI 17, lediglich ein CUN höher, über dem Kehlkopf.
DI 19 und DI 20: Unter und seitlich des Ansatzes des Nasenflügels.

Für den Dickdarm gilt im Großen und Ganzen das Gleiche wie für den Dünndarm. Von der Nagelkante des Zeigefingers, seitlich zum Daumen hin, über das Handgelenk, den Arm zur Schulter hoch und weiter zum Hals bis hin zur Nase kann man den Dickdarm-Meridian ertasten. Sollte im Dickdarm eine Störung sein, fühlt es sich für den Behandelten unangenehm oder schmerzhaft an. Durch das Ertasten und Drücken der Meridianpunkte stellt man die Schmerzempfindlichkeit des Armes fest. Mit leichtem Massieren der Meridianpunkte kann man dem Patienten fast immer Erleichterungen im Arm verschaffen.

Nach einigen derartigen Behandlungen sollten die Schmerzen im Arm und besonders in der Schulter zurückgegangen sein und sich dann ganz verlieren. Ist dies jedoch nicht der Fall, sollte man dem Patienten raten, seinen Hausarzt zu konsultieren und sich eventuell einer Untersuchung des Dickdarms zu unterziehen.

Bei Schmerzen im Arm und in der Schulter, die auf den Dick- bzw. Dünndarm hinweisen, sind die Reflexzonen dieser Bereiche druckempfindlich. Man kann die Verhärtungen und Verkrampfungen auch ertasten und sie mit intensiven Massagen am Fuß behandeln.

Milz-Pankreas-Meridian

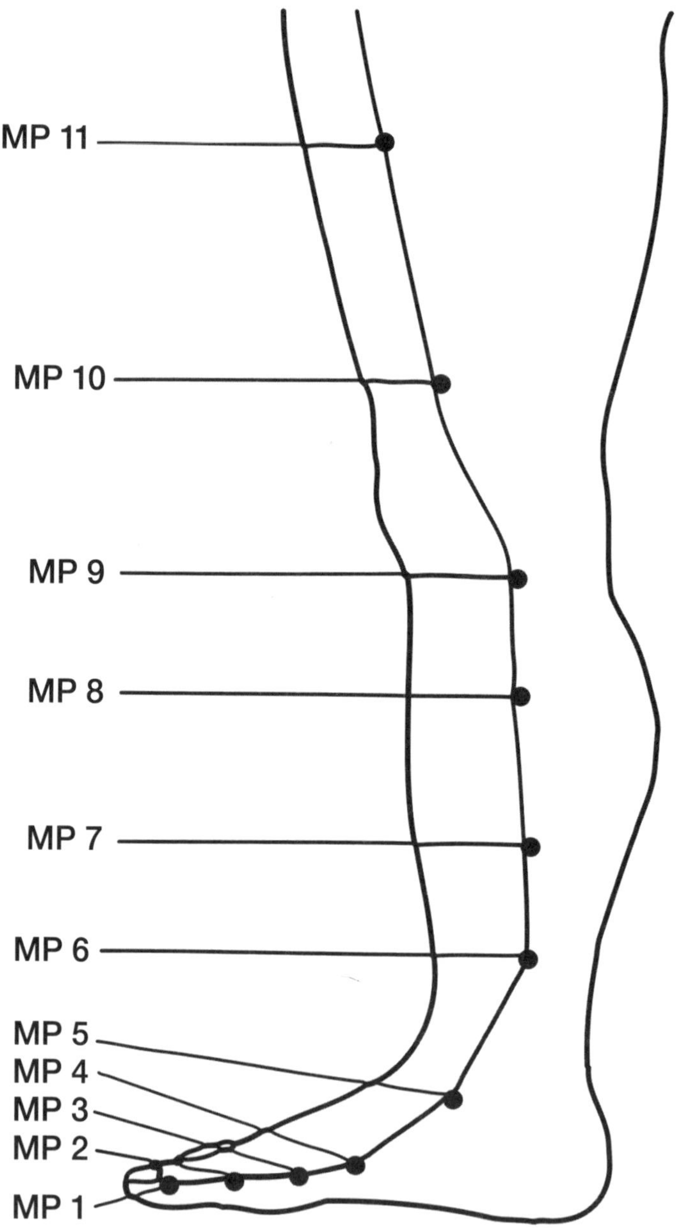

MP 1: An der Außenseite der großen Zehe, dicht an der Nagelecke.

MP 2: An der Außenseite der großen Zehe, am Ende der Gelenksfalte.

MP 3: In der Mitte des Zehenballens, in einem Grübchen, dicht hinter dem Großzehengrundgelenk.

MP 4: Am mittleren Rand des ersten Mittelfußknochens, an der Innenseite des Fußes.

MP 5: In der Mulde vor dem Fußgelenk des Schienbeins.

MP 6: Drei CUN über der Spitze des Gelenkknochens, am hinteren Rand des Schienbeins.

MP 7: Am hinteren Rand in der Mitte des Schienbeines in einer Mulde, drei CUN über MP 6.

MP 8: Vier CUN über MP 7, am inneren Knochen des Schienbeines in einer Mulde.

MP 9: An der Innenseite des Kniegelenkes.

MP 10: Man sollte dem Patienten im Sitzen das Knie im Winkel von 90 Grad beugen und die Mitte der Handfläche auf die Mitte seiner Kniescheibe legen. Dann berührt man mit der Spitze des Daumens die innere Kniescheibe oben.

MP 11: In der Mitte des seitlichen Oberschenkels, sechs CUN über MP 10.

Beschwerden der Milz und der Bauchspeicheldrüse können sich ebenfalls in den Energiepunkten dieses Meridians bemerkbar machen. Man verfährt bei der Behandlung wie bereits beschrieben. Unterstützend kann eine Behandlung mit Wärme im Bereich der Milz sein, sodass die Schmerzen in den Beinen nachlassen.

Gallenblasen-Meridian

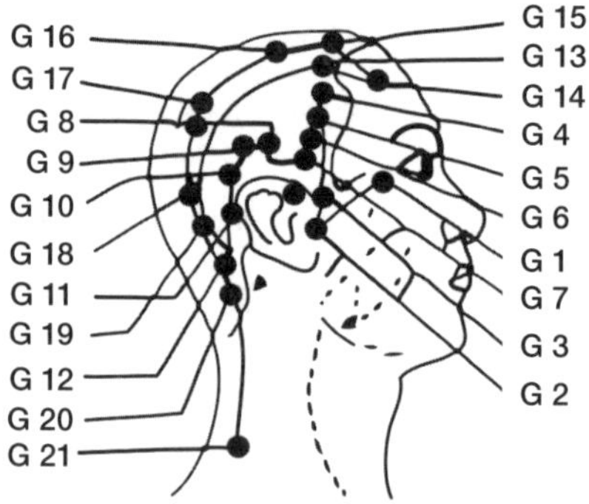

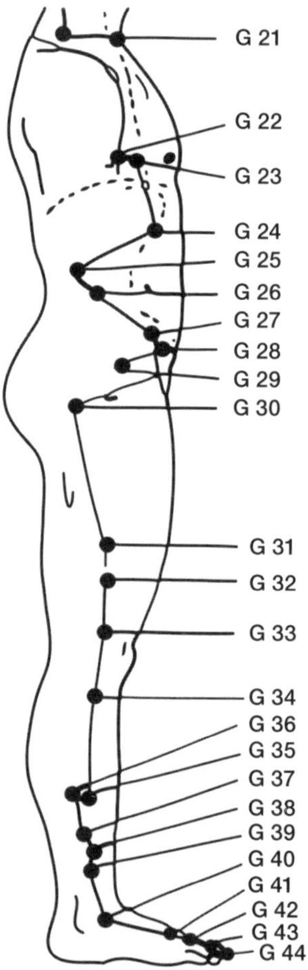

G 30: In der großen Vertiefung auf der Hüfte.

G 31: An der Seite des Oberschenkels, an der Spitze des Mittelfingers, wenn der Arm gerade und locker herabhängt.

G 34: Unter der Kniescheibe, etwas seitlich.

G 37: Fünf CUN über dem Gelenkknochen des Wadenbeins.

G 43: Zwischen der vierten und fünften Zehe, in der Vertiefung zwischen den Zehengelenken.

G 44: Am äußeren Nagelwinkel der vierten Zehe.

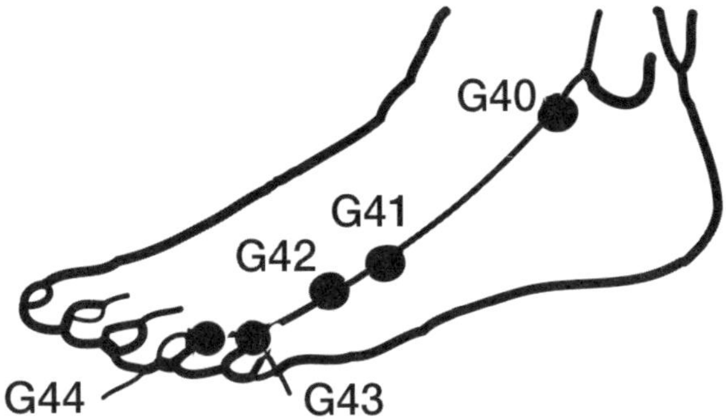

Der Gallenmeridian reagiert im Vergleich zu den andern Meridianen besonders stark und oft über seine gesamte Länge.

Er beginnt am Augenwinkel, zieht seitlich über den Kopf bis in die Stirn, über den Nacken und wieder seitlich über den Körper und das Bein bis zur vierten, kleinen Zehe hin.

Bei einer Erkrankung der Galle macht sich diese in diesen Bereichen immer wieder mehr oder minder stark bemerkbar. Dabei kann es auch zu migräneartigen Kopfschmerzen kommen. Selbst in den Füßen können von den beiden vierten Zehen ausgehend, Schmerzen entstehen, die sich über den gesamten Fuß ausdehnen.

Die Schmerzen der Galle in den Beinen ziehen sich über die Hüfte, an der Außenseite der Beine herunter, eben bis zur schon genannten vierten Zehe. Heiße Auflagen im Leber-Gallen-Bereich befreien meistens die Beine, besonders aber die Füße von den quälenden Schmerzen. Die weitere Behandlung erfolgt dann wie oben bereits beschrieben.

Leber-Meridian

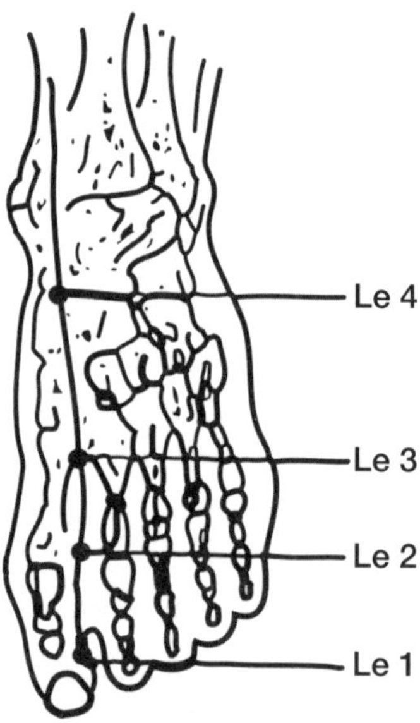

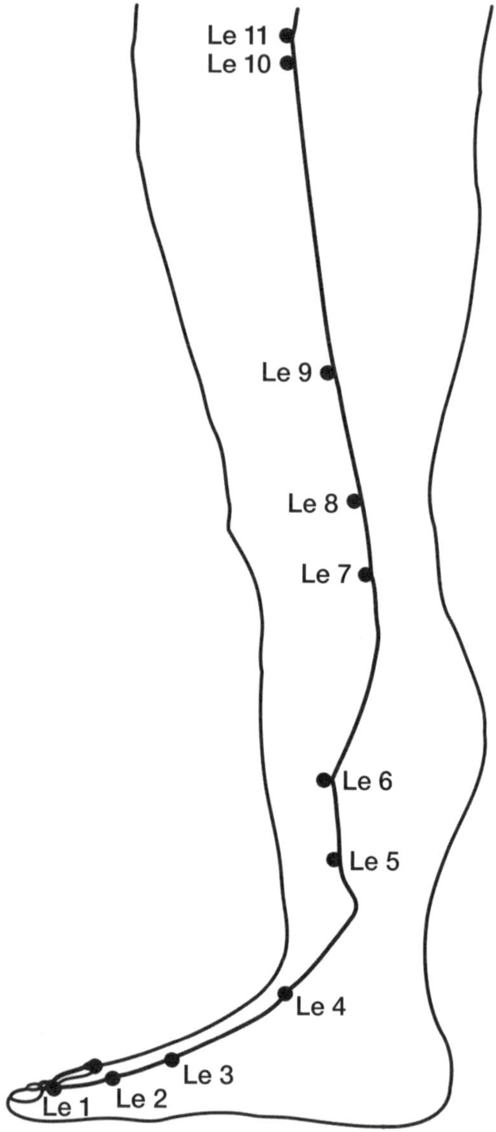

LE 1: An der Nagelecke der großen Zehe zur zweiten Zehe hin.

LE 2: In der Vertiefung zwischen der ersten und zweiten Zehe an den Grundgelenken.

LE 3: Gerade über der Vertiefung zwischen dem ersten und zweiten Mittelfußknochen.

LE 4: Etwas über dem Gelenkknochen des Schienbeins, dicht bei den Sehnen.

LE 5: Fünf CUN oberhalb des inneren Gelenkknochens auf der Innenfläche des Schienbeins.

LE 7: Ein CUN unter der Mitte des inneren Kniegelenks.

LE 8: Ein CUN über der Mitte des inneren Kniegelenks.

LE 11: Eineinhalb CUN unter der Leistenfalte in der Mitte der Innenseite des Oberschenkels.

Der Lebermeridian geht von der großen Zehe aus an der Innenseite der Beine hinauf. Dort beginnt er an der Nagelecke zur zweiten Zehe hin. Die Behandlung ist die gleiche wie beim Gallen-Meridian.

Blasen-Meridian

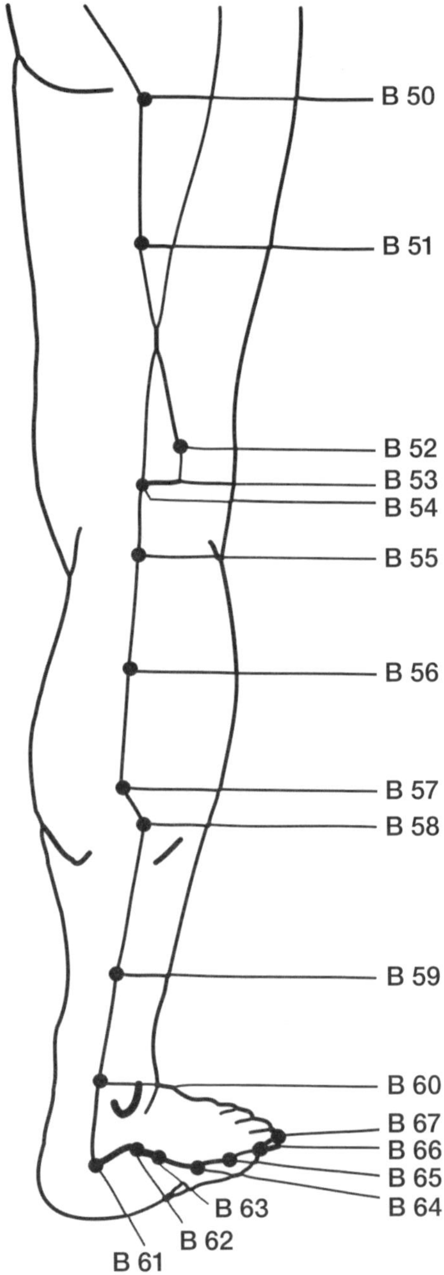

B 50: Am Ende der Falte im Oberschenkel.
B 51: In der Mitte des Oberschenkels, vier CUN unter B 50.
B 52: Ein CUN über der Mitte der Kniekehle, ein CUN zur Außenseite des Beines hin an der Sehne.
B 53: Ein CUN unter B 52.
B 54: Ein CUN seitlich zur Mitte von B 53.
B 55: Zwei CUN unter B 54 in der Mulde des Wadenmuskels.
B 56: Drei CUN unter B 55 in der Mitte des Wadenmuskels.
B 57: Drei CUN unter B 56 (B 53 bis 57 befinden sich auf einer senkrechten Linie von der Kniekehle über die Waden hin zur Ferse).
B 58: Sieben CUN über dem Gelenkknochen des Wadenbeins am Außenfuß.
B 59: Drei CUN über dem Gelenkknochen.
B 60: Am oberen Rand des Fersenbeins zwischen der Spitze des äußeren Knöchels und der Achillessehne.
B 61: An der äußeren Kante des Fersenbeins (B 58 bis B 61 befinden sich auf einer Linie zueinander).
B 62: Ein halbes CUN unterhalb des äußeren Knöchels, in der Vertiefung.
B 64: Am äußeren Fußrand hinter dem Vorsprung, seitlich am Fuß.
B 65: In der Vertiefung des Mittelfußknochens, am Ende des Grundgelenkes der fünften Zehe.
B 66: Am Ende des zweiten Zehengelenkes der fünften Zehe.
B 67: An der Außenseite der kleinen Zehe, an der unteren Ecke des Zehennagels.

Bei Störungen im Blasenbereich kommt es zu Schmerzen im hinteren Oberschenkel, den Waden und seitlich im Außenfuß bis hin zur kleinen Zehe. Häufig treten auch Schmerzen in den Knien auf, die von Flüssigkeitsansammlungen und den damit verbundenen Schwellungen ausgelöst werden.

Erleichterungen bringen Nieren- und Blasentees, Wärmeauflagen im Nieren- und Blasenbereich. Besonders bei Schmerzen im Fuß helfen leichte Massagen der Akupunkturpunkte an den Beinen und anschließend eine Fußreflexzonenmassage.

Wenn nach einigen Behandlungen keine Besserung eintritt, sollte der Patient einen Arzt konsultieren und die entsprechenden Organe untersuchen lassen.

Nieren-Meridian

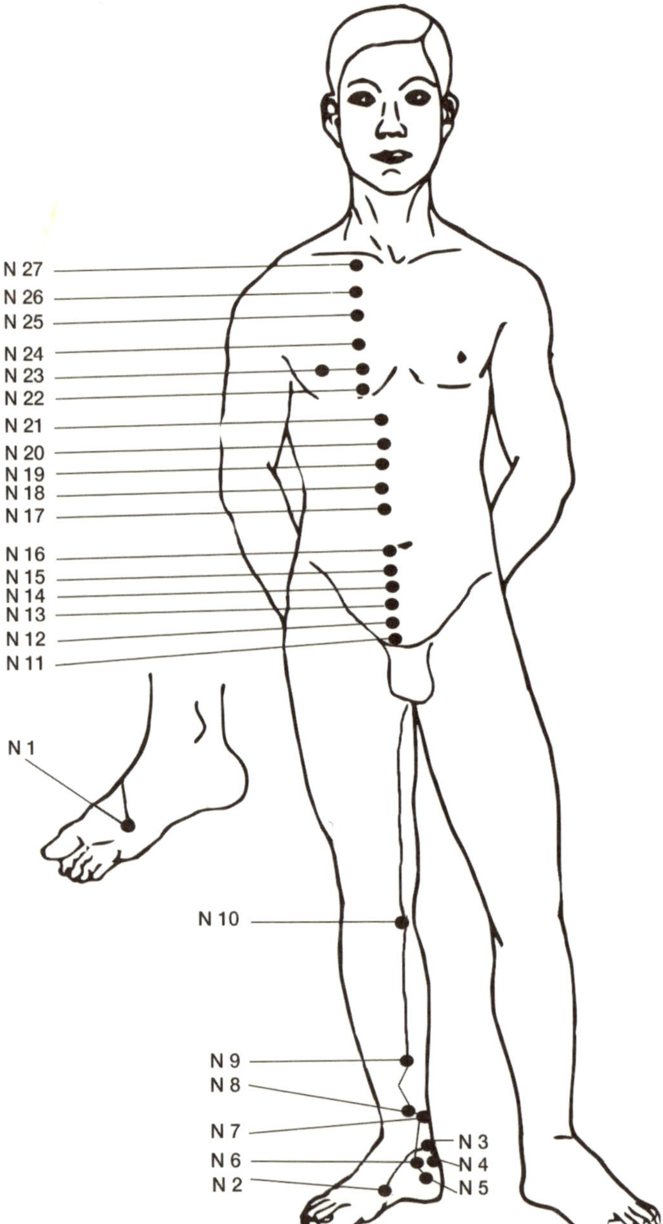

N 1: In der Mitte der Fußsohle (wenn man die Zehen stark zusammenzieht findet man N 1 in der Grube hinter dem zweiten Mittelfußknochen).
N 2: Seitlich am Fuß unter dem zweiten Mittelfußknochen.
N 3: An der Innenseite des Fersenbeins, in der Mitte zwischen Fersenbein und Achillessehne.
N 4: An der Achillessehne, ein CUN unter N 3.
N 5: Ein CUN unter N 4, in der Vertiefung vor dem Fersenbein.
N 6: In der Vertiefung direkt unter dem Gelenkknochen.
N 7: Zwei CUN über N 3 am vorderen Rand der Achillessehne.
N 8: Zwei CUN über N 3 und ein CUN vor N 7.
N 9: Fünf CUN über N 3, hinter dem Schienbein.
N 10: Am mittleren Ende der Kniekehlfalte.

Der Nierenmeridian ist eine Energiebahn, über die sich schon sehr früh Erkrankungen der Nieren zeigen. Häufig sind die Schmerzen mit Schwellungen durch Flüssigkeitsansammlung im Bereich der Kniegelenke verbunden. Bei fast allen Erkrankungen der Nieren sind die Akupunkturpunkte des Nierenmeridians leicht druckempfindlich und schmerzhaft. Die Beine und Füße fühlen sich bis zum Gesäß hoch kalt an.

Nieren- und Blasenerkrankungen haben nahezu identische Anzeichen in den Beinen. Behandelt werden die Beschwerden in den Beinen genauso wie die Blase, lediglich auf den Nierenmeridian bezogen.

Beschwerden von A bis Z

Zusammenfassung

Arteriosklerose

Der Reflexbereich der Bauchspeicheldrüse am rechten wie am linken Fuß verweist durch eine Verhärtung auf Durchblutungsstörungen im Körper. In der Bauchspeicheldrüse befinden sich die feinsten Äderchen des ganzen Körpers. Diese verschließen sich als erste bei Arteriosklerose und lösen damit die Verhärtung der zugeordneten Reflexbereiche aus. Diese Durchblutungsstörungen haben auf die Funktion der Inseln, die das Insulin bilden, nach ärztlichen Untersuchungen keinen oder nur minimalen Einfluss.

Asthma

Bei Asthma massiert man dreimal wöchentlich drei bis vier Minuten zwischen dem ersten und zweiten, zweiten und dritten sowie dritten. und vierten Brustwirbel. Nach kurzer Zeit sollte der Patient das Gefühl haben, als fließe es im Hals. Danach kann es zu einem vermehrten Auswurf kommen, wodurch die Bronchien freier werden und der Patient weniger Medikamente (Spray) benötigt.

Augeninnendruck

Auf der Achillessehne befinden sich drei Punkte, über die der Augeninnendruck regulierbar ist. Der erste Punkt befindet sich in der Mitte der Stelle, an der die Achillessehne mit dem Fersenbein verwachsen ist. Der zweite Punkt befindet sich auf Höhe der Unterkante des Gelenkknochens, aber auf der Achillessehne, und der dritte Punkt ist etwa zweieinhalb Zentimeter darüber. Jeder Punkt wird etwa eine Minute leicht massiert.

Blähungen

Blähungen sind das „Rührwerk“ für den Speisebrei in unserem Körper. Sie sorgen dafür, dass immer wieder nährstoffreicher Speisebrei an die Darmwand gelangt, sodass die Zotten an die für den Körper notwendigen Säfte gelangen und sie entnehmen können. Blähungen sind lebensnotwendig. Bei stark blähenden Speisen – wie Rotkohl, Weißkohl, Wirsing, alle Arten Dörrgemüse (Erbsen, Linsen, Bohnen) – sollte man einen Esslöffel Reis mitkochen. Reis neutralisiert die in diesen Gemüsen enthaltene Blausäure, die vermehrt Blähungen verursacht.

Dickdarm

Im Dickdarm sind die Ursachen vieler Erkrankungen zu finden. Das sollte man bei der Fußreflexzonenmassage als Gesundheitsvorsorge bedenken. Ebenso sollte man dem End- oder Mastdarmreflex eine größere Beachtung schenken, da er bei Frauen mit dem Unterleib in enger Verbindung steht. Über den Dickdarm kann man alle Beschwerden der Schwangerschaft, der Menstruation und der Wechseljahre positiv beeinflussen. Starke Blutungen sind mit einer Massage stets zu lindern.

Drehschwindel und Gleichgewichtsstörung

Beide Beschwerden können mit einer intensiven Massage der Halswirbelreflexe und des Gleichgewichtreflexes auf dem Fußrücken, gegenüber dem Ohrreflex, und der Hypophyse positiv beeinflusst werden.

Fußschweiß

Fußschweiß ist eine Art Selbsthilfe des Körpers zur Entgiftung. Man sollte die Beine mit einem Brunnen vergleichen, in dem sich alles, was schwerer als Wasser ist, am Boden ablagert. In unseren Beinen und Füßen ist es ähnlich. Dort lagert sich all das ab, was schwerer ist als der Auftrieb des Blutes. Diese Stoffe zerfallen, verwittern im Gewebe und werden dann von den Schweißdrüsen erfasst und über die Haut nach außen gebracht. Zur Behandlung der Schweißfüße sollte man auf keinen Fall Puder und Cremes verwenden, weil damit die Poren verschlossen werden und die Gifte den Körper nicht verlassen können.

Gürtelrose

In der Biegung der Nagelwurzel des Zeigefingers, an der Seite zum Daumen hin, befindet sich der Akupunkturpunkt Nummer 1 des Dickdarmmeridians. Wenn dieser Punkt bei der Erkrankung durch Gürtelrose massiert wird, lassen in wenigen Sekunden Schmerz und Juckreiz nach. Bei täglich mehrmaligem Massieren dieses Akupunkturpunktes bauen sich die Pusteln innerhalb von 14 bis 20 Tagen ab. Gürtelrose heilt auf diese Weise ohne Einnahme von Medikamenten ab. Meine Erfahrung: Bei Menschen, die über mehrere Jahre an Gürtelrose leiden, dauert das Abklingen der Erkrankung zwischen sechs und acht Wochen.

Halsentzündung

Bei allen Arten von Halsentzündungen ist mit einer Massage der Mittelfinger beider Hände eine Erleichterung bis hin zur Abheilung möglich. Bei dieser Erkrankung ist allerdings ein mehrmaliges Massieren in Abständen von einer bis zwei Stunden notwendig, da Halsschmerzen meistens zwei- bis dreimal wiederkommen.

Herpes

Durch eine Massage mit leichtestem Hautkontakt an der unteren Nagelwurzel des Daumens, aber auf der Handflächenseite über seine ganze Breite hin, verschwinden in 20 bis 30 Sekunden die Schmerzen und der Juckreiz, die mit dem Herpes einhergehen. Danach baut sich Herpes in 6 bis 12 Stunden ab. Die geschilderte Behandlung über die beiden großen Zehen führt zum gleichen Ergebnis.

Herzpunkt

Wenn man mit der linken Hand eine Faust macht, findet man zwischen den Gelenken des Zeige- und Mittelfingers, etwa einen Zentimeter tiefer als der Handrücken, den Nervenpunkt, der die Sauerstoffzufuhr zu den Herzkranzgefäßen anregt. Mit dem Zeigefinger der rechten Hand massiert man diesen, wodurch ein leichter Schmerz entsteht. Diese Massage ist bei allen Arten von Herzbeschwerden wie Atemnot, Stichen und Druck hilfreich. Sie ersetzt aber nicht den Arztbesuch.

Hoher Blutdruck

Blutdruck senkt man, indem man circa drei bis vier Minuten den kleinen Finger und anschließend den Mittelfinger, zur Fingerkuppe hinziehend, mit leichtem Druck massiert. Nach wenigen Minuten geht der Blutdruck merklich zurück. Die Wirkung dieser Methode wurde mir wiederholt von verschiedenen Ärzten, Heilpraktikern und von Menschen mit hohem Blutdruck bestätigt.

Insektenstiche

Ein Mittel gegen Insektenstiche aller Art ist in unserem Körper ständig vorhanden: Ohrenschmalz, d.h., die Fettablagerungen in unseren Ohren. Sollte es auch nur wenig sein, hilft es gegen den Schmerz und lindert sofort den Juckreiz. Dazu feuchtet man die Fingerkuppe des kleinen Fingers mit der Zunge leicht an, führt diesen ins Ohr und bewegen ihn darin. Die geringe Menge Ohrenschmalz, das an der Fingerkuppe haften bleibt, genügt in nahezu allen Fällen, den auftretenden Schmerz und Juckreiz zu lindern oder sogar ganz abzubauen. Ohrenschmalz lindert auch das Brennen nach einer Berührung mit Brennnesseln.

Krampf

Krampf in den Beinen in der Nacht kann man mit Wollstrümpfen vorbeugen und unterbinden. Alle Materialien – ob Stein, Holz, Metall oder Sonstiges – verkleinern sich, sobald sie auskühlen. Unser Körper besteht aus vielen Materialien und unterliegt somit den gleichen Gesetzen. Kommt es nun in den Beinen zu Durchblutungsstörungen, werden die feinen Äderchen, die oft schon zum Teil verengt sind, durch das Zusammenziehen des Gewebes ganz verschlossen, und es entsteht ein Sauerstoffmangel in den Muskeln. Jetzt setzt die Selbsthilfe des Körpers ein. Die Muskelfasern reiben sich mit kurzen, schnellen Bewegungen aneinander, was als Krampf empfunden wird. Durch die Reibung entsteht Wärme, die der Körper zur Ausdehnung benötigt, damit das Blut wieder fließen kann und Sauerstoff und Nährstoffe dorthin gelangen, wo sie benötigt werden. Der Wollstrumpf wirkt wie eine Isolierung an einem Heizungsrohr und hält die Wärme in den Beinen.

Kopfschmerzen, Migräne und Rückenbeschwerden

Ursache für Kopfschmerzen, Migräne und Rückenbeschwerden sind oft Erdstrahlen. Erdstrahlen lassen sich feststellen, indem man eine Aluminium-Küchenfolie unter der Schlafstelle auf dem Boden auslegt, die mit einem Kupferdraht über die Heizung oder die Wasserleitung geerdet wird, damit die statische Aufladung in der Folie abgeleitet wird Wenn die Beschwerden innerhalb der nächsten vier Wochen verschwinden, empfiehlt es sich, eine Kupfermatte, Abschirmdecke oder Ähnliches mit der entsprechenden Erdung auszulegen.

Hände

Der Massage der Hände sollte mehr Beachtung geschenkt werden. In ihnen findet man Möglichkeiten, die in den Füßen nicht vorhanden sind. Dazu muss man wissen: In den Füßen zeigen sich die Anordnungen der Reflexe in der Weise, wie die Organe und Gewebe im Körper angeordnet sind: von den Zehen bis hin zu den Fersen. Die Hände jedoch zeigen die nervlichen Bereiche. Die Anordnungen dieser Reflexe entbehren nach unseren Vorstellungen jeglicher Ordnung.

Bei der Nutzung dieser Reflexe zeigen sich jedoch Vorteile gegenüber den Füßen. Zum Beispiel setzt man sich bei der Selbstmassage entspannt hin und massiert über die Hände alle Organe. Dabei verkrampft man sich nicht, wie es bei der Selbstmassage am Fuß oft geschieht. Zudem kann man dem Patienten besser zeigen, wie er sich über die Hände selbst helfen kann.

Offene Beine

Bei offenen, nicht heilenden Verletzungen der Beine behandelt man den Fuß mit einer normalen Fußreflexzonenmassage. Im Anschluss daran massiert man die vier Reflexbereiche des Fußes. (Diese findet man im unteren Reflexbereich des Lendenwirbelreflexes.) Danach den ganzen Fußrücken, zum Außenfuß hin, und auf der Seite zur kleinen Zehe hin. Dort befinden sich die Reflexbereiche der Hände, Arme, Beine und des Fußes. Nun massiert man die kleine Zehe. Sie steht reflektorisch mit mehreren Geweben in Verbindung, zum Beispiel mit der Blase, oder während der Schwangerschaft mit dem Gebärmutterbereich und dem Unterschenkel mit dem Fuß. Diese drei Reflexbereiche massiert man jeweils drei bis fünf Minuten. Danach massiert man die Hautpunkte intensiv bis zu zehn Minuten. Anschließend massiert man den vierten Bereich des Fußes an der großen Zehe.

Ich selbst habe als praktizierender Reflexologe zwei Menschen mit einer solchen Verletzung nach der geschilderten Methode erfolgreich behandelt.

Parkinson

An der Nagelkante der großen Zehe zum Innenfuß hin befindet sich in der Nagelwurzel ein Reflexpunkt, über den das Schüttelsyndrom (Schüttellähmung) positiv beeinflusst werden kann.

Reisekrankheit

Reisekrankheit behebt man, indem man mit einer mehrfach gefalteten Zeitung oder Zeitschrift den Bereich des Solarplexus, der sich vor dem Magen befindet, abdeckt. Man schiebt einfach das Papier unter die Jacke, Bluse oder Pulli. Dadurch werden die Schwingungen der Bleche von Bus, Bahn, Auto oder Flugzeug vor dem Solarplexus gedämpft und können diesen nicht mehr erreichen.

Schnupfen

Wenn man die untere Nagelwurzel des Daumens auf der Handflächenseite mit leichtestem Hautkontakt massiert, baut sich Schnupfen innerhalb von drei bis vier Minuten ab. Die Massage fördert mit einer spürbar leichten Wärme oder mit Kribbeln in der Nase die Durchblutung der Nasenschleimhaut, wodurch die Schwellungen zurückgehen. Die Nase wird trocken und frei, der Patient kann wieder frei atmen. Sind jedoch die Nasennebenhöhlen betroffen, beginnt die Nase wie Wasser zu laufen, bis die Belastung der Nebenhöhlen nicht mehr vorhanden ist, was bis zu einem Tag anhalten kann.

Schulterschmerzen

Hilfe bei Schulterschmerzen findet man in den starken Muskeln der Hände unterhalb des kleinen Fingers zur Handwurzel hin. Wenn man mit ausgestreckten Fingern eine Faust bildet, kommt die Fingerspitze des kleinen gestreckten Fingers genau auf den Punkt des Muskels, der dem Reflex der Schulter entspricht. Mit einer leichten Massage dieses Reflexes löst sich der Schmerz der Schulter nach wenigen Minuten. Die Schmerzen kehren nach einigen Stunden oder Tagen wieder und können dann auf die gleiche Art wieder abgebaut werden. Die Massage stellt nur eine Hilfe dar, um bis zum Arztbesuch schmerzfrei zu werden.

Schüttelfrost und Kältegefühl

Schüttelfrost und Kältegefühl entstehen oft dadurch, dass die Organe intensiver gefordert werden, wobei der Blutzuckerspiegel absinken kann. Zucker oder Honig können diesen Zustand in 30 bis 40 Sekunden positiv verändern.

Taubheit der Finger

Bei Taubheit oder Gefühllosigkeit des kleinen Fingers und des Ringfingers kann man in der Falte zwischen dem zweiten und dritten Glied des kleinen Fingers durch eine gezielte Massage mit dem Fingernagel des Zeigefingers der anderen Hand den Nerv so beeinflussen, dass diese Taubheit zurückgeht. Das zweite Fingergelenk steht nervlich in Verbindung mit dem Ellenbogengelenk, in dem dieser Nerv eingeklemmt ist. Der Nervenbereich am kleinen Finger macht sich beim Suchen durch einen leicht stechenden Schmerz bemerkbar.

Warzen und Ekzeme

Warzen und Ekzeme sind oft Hilferufe des Körpers. Die Stelle, an der sie sich gebildet haben, kann man gezielt massieren. Die Reflexzonen und die dazu gehörenden Organe oder Gewebe sollten jedoch unbedingt beachtet werden.

Zahnschmerzen

Zahnschmerzen kann man in Sekundenschnelle abbauen, indem man an der Daumenkuppe des einen Daumens, wo der Nagel angewachsen ist, den Nagel des anderen Daumens andrückt und mit Druck drehend über seine gesamte Breite geht. Das Gleiche wiederholt man danach auch am anderen Daumen. Diese Druckmassage ändert am Zustand des erkrankten Zahnes nichts! Sie stellt in Bruchteilen von Sekunden nur den Nerv des erkrankten Zahnes still, sodass der Schmerz nicht mehr spürbar ist. Die Massage ersetzt nicht den Besuch beim Zahnarzt. Der Zahn muss dennoch behandelt werden. Die positive Wirkung der Massage wurde von meinem Zahnarzt bestätigt.

Danksagung

Mein besonderer Dank gilt Frau Dr. Erika Brummund für ihre Unterstützung.

Ferner möchte ich meiner Lebenspartnerin und Yogalehrerin Petra Becker für die Gespräche und Anregungen danken, mit denen sie meine Arbeit für die dritte, erweiterte Auflage begleitet und angeregt hat.

Ebenso möchte ich Herrn Dr. Bernhard Ewen danken, dem erfahrenen Arzt für Naturheilverfahren, Chiropraktik und Osteopathie. Der fachliche Austausch mit ihm hat meine Erfahrungen, vor allem bei der Bestimmung der einzelnen Wirbel und ihrer Reflexbereiche am Fuß, bestätigt und maßgeblich beeinflusst.

Weitere Bücher aus dem Verlag Via Nova:

Psychosomatische Energiemassage

Auflösung von Blockaden, Heilung von körperlichen Beschwerden, Aufladen der Feinstoffebenen, Reinigung der Psyche
Friedrich Butzbach

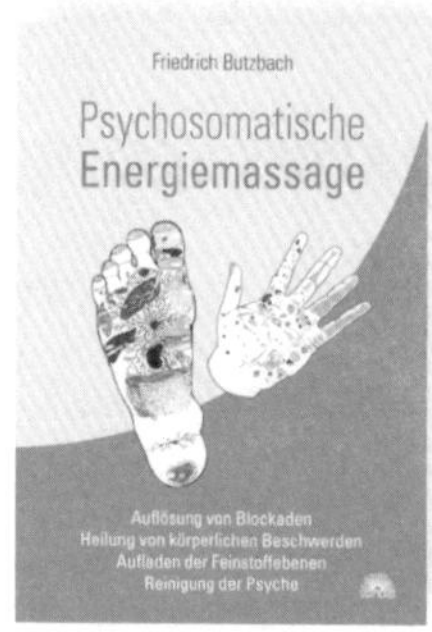

Paperback, 144 Seiten, 70 Fotos und Grafiken, ISBN 978-3-86616-370-6

3. Auflage

Schon mit seinem ersten Band begeisterte der Autor Friedrich Butzbach sowohl Praktiker als auch Laien und auch das vorliegende Buch vermittelt ganz neue energetische Zusammenhänge zwischen Fußreflexzonen und seelisch-körperlichen Prozessen. Mit diesen innovativen Massagemethoden lassen sich u.a. selbst tiefe seelische Blockaden und nervliche Störungen abbauen und zugleich vielfältige heilsame Wirkungen für Körper und Psyche initiieren. Im Gegensatz zur herkömmlichen Fußreflexzonenmassage wird hier mit der körpereigenen Energie des Massierenden gearbeitet. Die Massage wird mit leichtestem Hautkontakt und zeitweilig ohne Berührung des Fußes ausgeführt. Der Massierte spürt, wie der Energiefluss seinen gesamten Körper durchzieht, und befindet sich dabei in einer Tiefenentspannungsphase, wobei sich nervliche und seelische Blockaden lösen.

Die Ethno Health Apotheke

Die besten Heilpflanzenrezepturen unserer Erde
Indikationen, Anwendungen, Wirkungen
Dr. med. Ingfried Hobert /Svenja Zitzer

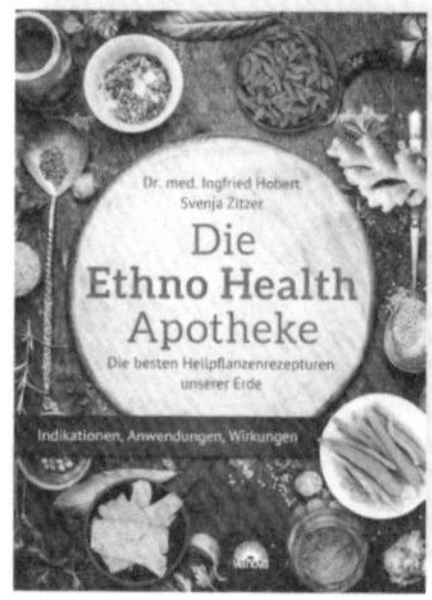

4. Auflage

Klappenbroschur, 320 Seiten, 24 vierfarbige Fotos, ISBN 978-3-86616-398-0

Was der Ethnomediziner Dr. Ingfried Hobert in langjähriger Arbeit in diesem Buch zusammengefasst hat, ist wirklich einmalig: Aus der „Natur-Schatzkiste" unseres Planeten hat er das traditionelle Heilwissen der Völker und Kulturen aus allen Zeiten und Kontinenten zusammengetragen und mit Hilfe modernster wissenschaftlicher Methoden und ausgewählter Spezialisten nach heutigem Stand geprüft. Das Ergebnis ist phänomenal: hocheffektive Heilpflanzenmischungen und vielfältige Rezepturen aus den verschiedensten Regionen der Welt, die wirklich helfen. Ein einzigartiges Heilwissensbuch, das uns auf ganz natürliche Weise in allen Bereichen unseres Lebens wirkungsvoll unterstützen kann. Diese genialen Rezepturen stärken die Lebenskräfte, regen die Selbstheilungsprozesse an, schenken Heilung, strahlende Gesundheit und Transformation. Dieses Buch gehört wie die Hausapotheke eigentlich in jeden Haushalt! Das Vorwort hat Dr. Rüdiger Dahlke geschrieben.

Die Quark-Öl-Kur

Die Heilkraft der Öl-Eiweiß-Ernährung nach Dr. Johanna Budwig mit vielen Rezepten
Irmgard Maria Gräf

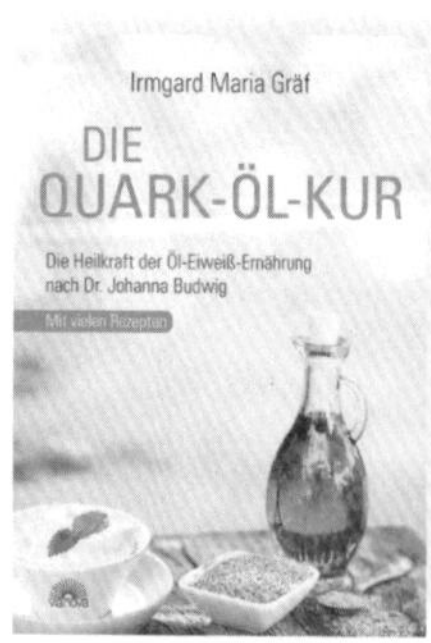

3. Auflage

Paperback, 240 Seiten, über 200 farbige Fotos, ISBN 978-3-86616-290-7

Die Öl-Eiweiß-Kost ist von der weltweit bekannten Krebsforscherin Dr. Johanna Budwig entwickelt worden und hat vielen Menschen auf der ganzen Erde schon großen Segen gebracht. Dieses Buch vermittelt nicht nur fundiertes Wissen zu dieser außergewöhnlich heilsamen Form der Ernährung, sondern ist für alle Menschen inspirierend, die sich auf ganzheitliche Weise mit dem Thema Gesundheit beschäftigen. Ein sehr hilfreicher Ratgeber mit vielen wertvollen und konkreten Tipps, fantasiereichen, köstlichen Rezepten und praxisnahen Informationen für jeden, der auf der Suche nach mehr Lebensqualität ist und einen neuen Weg der Gesundheit einschlagen möchte.

Die inneren Heilkräfte erwecken

Heilung von • Krankheiten • Beziehungen • Lebensumständen

Chuck Spezzano

Hardcover, 256 Seiten, ISBN 978-3-86616-259-4

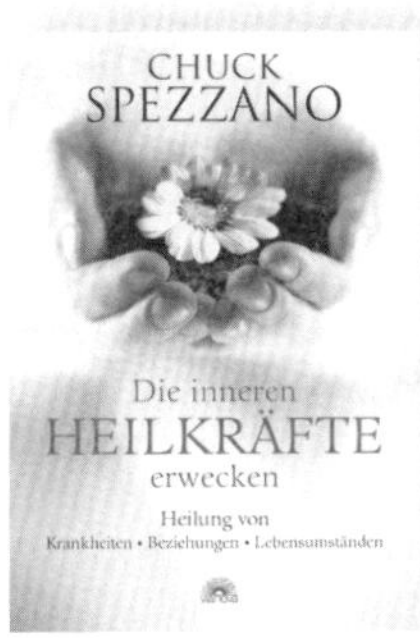

Hinter unseren Krankheiten, Beziehungs- und Lebensproblemen stecken sehr oft unbewusste und unterbewusste Lebensmuster. Diese in ihrer ganzen Tiefe zu erkennen und aufzulösen, um ein gesundes und erfülltes Leben zu führen, dazu lädt das neue Buch von Chuck Spezzano ein. Das Besondere dieses neuen Meisterwerkes ist, dass der Leser hier Erkenntnisse, Methoden und Techniken findet, die aus Spezzanos unmittelbarer, über 35-jährigen therapeutischen Arbeit stammen. Dieses Buch vermittelt lebendiges Wissen und vitale Weisheiten mit sehr praxisbezogenen Methoden und Übungen. Ein heilsamer Ratgeber und weiser Begleiter auf der Reise zu sich selbst, zu mehr Gesundheit, Zufriedenheit und Lebensfreude.

Mantra Medizin

Die heilsame Kraft der Mantras zur Stärkung der inneren Ausrichtung

Dr. med. Ingfried Hobert

Klappenbroschur, 224 Seiten, 13 Grafiken, 1 Foto, ISBN 978-3-86616-517-5

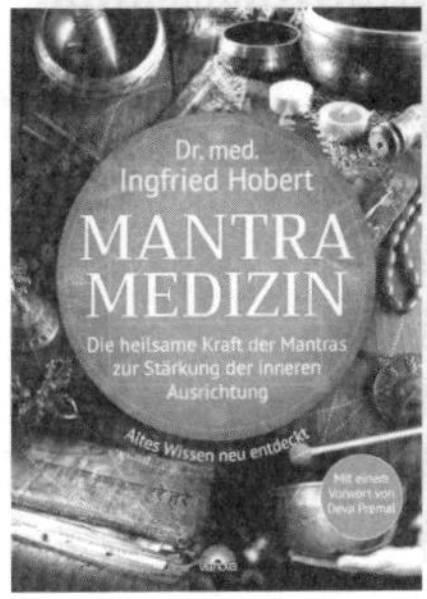

Seit Anbeginn der Menschheit begleiten uns Mantras als Wegbereiter, Türöffner, Geburtshelfer neuer Gedanken und Felder sowie als Transformationshelfer hin zu strahlender Gesundheit. Sie verbinden uns mit etwas Größerem, das uns Wachstum und Erkenntnis bringt. Sie können Botschafter der Liebe sein und uns wie ein liebevoller Freund unterstützen und nähren. Sie bringen unser Herz ins Schwingen, können unser Leben tragen, schaffen ein Gefühl von Verbundenheit und geben Halt. So sind sie ein äußerst wichtiger Teil jedes Heilungsprozesses. Mantramedizin bedeutet, auf psychoemotionaler Ebene die Rahmenbedingungen zu schaffen, unter denen Selbstheilung besser und sicherer gelingen kann. Innehalten und Gewahrsein entwickeln sind die Schlüssel einer Medizin der Zukunft.

Heilgeheimnisse aus Tibet

Verborgene Kraftpotenziale mobilisieren

Dr. med. Ingfried Hobert

2. Auflage

Paperback, 248 Seiten, ISBN 978-3-86616-289-1

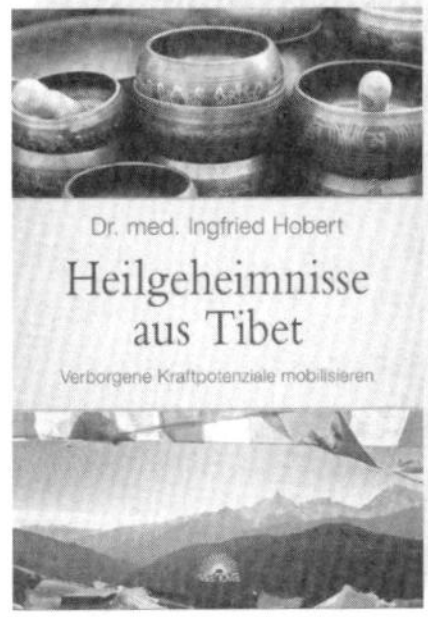

Wie wir das alte Heilwissen aus Tibet für unser heutiges Leben nutzbar machen und ungeahnte innere Potenziale mobilisieren können, das zeigt uns fachkundig, spannend, mit tiefem Wissen und großem Überblick auf eindrucksvolle Weise dieses Buch. Denn alles kann sich verändern, wenn es uns gelingt, den Blick zu verändern, mit dem wir auf uns und die Welt schauen, wenn wir Unbewusstes durchleuchten und die darin verborgenen Schätze erkunden und uns verfügbar machen. Lebendiges altes Wissen will immer wieder neu entdeckt werden und zeigt uns, wie wir kraft unseres Bewusstseins Heilung erlangen können und zu einem freien, selbstbestimmten Leben gelangen.

Selbstheilung im Alltag

Imaginationen • Übungen
Alexandra Kleeberg

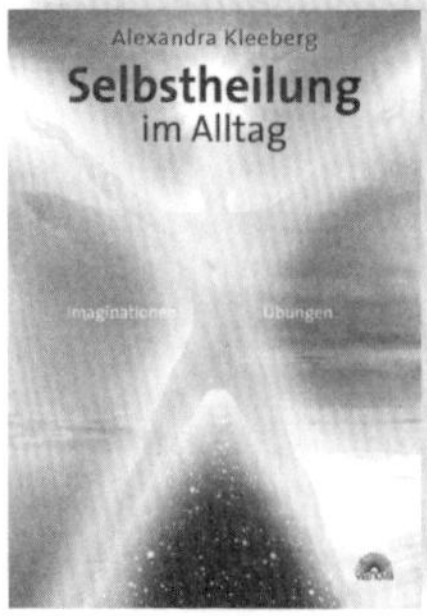

Paperback, 160 Seiten, ISBN 978-3-86616-286-0

Dieses Buch ist ein Geschenk für alle, die sich mehr Lebendigkeit, Freude und Leichtigkeit im Alltag wünschen. Dabei muss gar nicht viel verändert, sondern nur etwas mehr Bewusstheit ins tägliche Leben gebracht werden und schon erscheint die Welt in einem neuen Licht! Wer sich auf die leicht anwendbaren und inspirierenden Übungen, Anregungen und Meditationen dieses Buches einlässt, wird alsbald eine heilsame Verwandlung erfahren, eine neue Qualität des Zeit - erlebens und eine Welt der Wunder entdecken, die direkt vor seinen Augen liegt. Jeder Tag ist ein - zigartig, und dieses Buch zeigt, wie es gelingen kann, dieses Wunder täglich neu zu erfahren. Eine einzigartige Reise durch die Zeit, die unmittelbar ins Hier und Jetzt führt.

Vorbeugen ist besser als heilen

Der aktive Weg zur optimalen Gesundheit
Dr. med. Jürgen Freiherr von Rosen

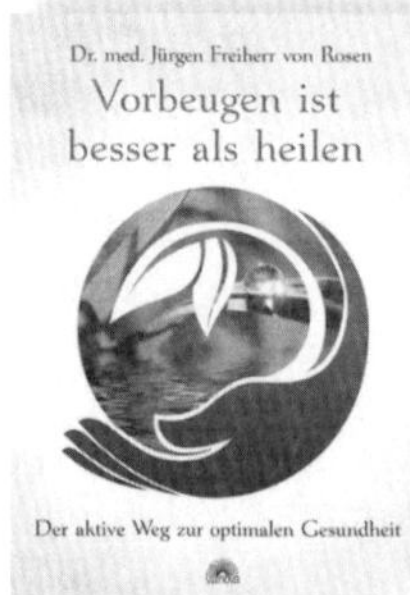

Hardcover, 144 Seiten, 22 farbige Fotos, 28 Grafiken, ISBN 978-3-86616-268-6

Gesund zu sein und gesund zu bleiben, ist das Bedürfnis eines jeden Menschen. Dass dies mit dem entsprechenden Wissen möglich ist, vermittelt uns dieses Buch, in das Erfahrungen aus 40 Jahren Praxis erprobter Naturheilkunde eingeflossen sind. Fachkundig und zugleich leicht verständlich werden wir angeleitet, die zahlreichen Signale des Körpers zu verstehen und die Anzeichen von Erkrankungen frühzeitig zu erkennen. Die gute Systematik und Übersicht, die zahlreichen leicht anwendbaren Tipps und Hinweise sowie prägnante Fallbeispiele zeigen uns den selbstverantwortlichen Weg zur eigenen Gesundheit - und ermutigen uns, ihn zu gehen! Ein naturheilkundliches Handbuch, das in keinem Bücherschrank fehlen sollte!

Hinter die Symptome schauen

Die seelischen Ursachen der Krankheiten
Ferenc Pósa

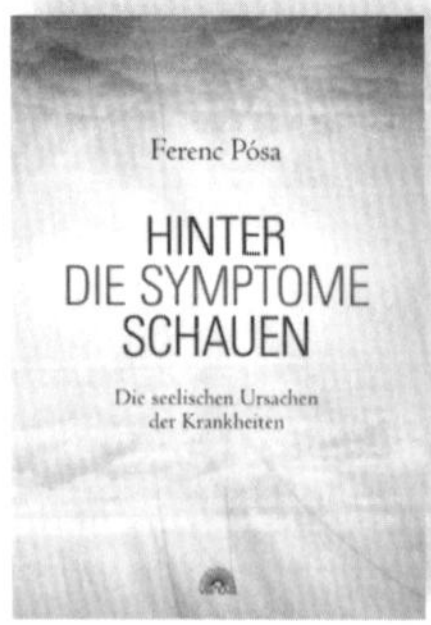

Hardcover, 464 Seiten, ISBN 978-3-86616-246-4

In dieser Ausgabe des in Ungarn erschienenen Bestsellers (15 Auflagen) vermittelt der bekannte Gesundheitsphilosoph, Therapeut und Seminar - leiter F. Posa seine Auffassung über Krankheiten und deren Heilung erst - malig auch Lesern in Deutschland. Aus seinem ganzheitlichen Verstehen beschreibt er die seelischen Ursachen der Krankheiten und zeigt Lösungswege auf, wie der Mensch sein körperlich-seelisches Gleichgewicht finden und gesunden kann. Der Autor macht bewusst, dass niemand mit Absicht krank werden möchte, im Unterbewusstsein jedoch vieles tut, was die Krankheit hervorruft. Sie kann zur Ersatzhandlung für ein glückliches und freudvolles Leben stehen. Ferenc Pósa stellt die Zusammenhänge zwischen Leben, Gesundheit und Krankheit dar, die helfenden und behindernden Kräfte sowie die wichtigsten Prinzipien für die geistige Heilung. Es werden über 250 konkrete Krankheiten und Krankheitsbilder behandelt, ihre medizinischen Grundlagen, die Erfahrungen der Naturheilkunde, die seelischen Ursachen und der Weg zur Genesung.